Hamburg, 21.10.95

Lieber Manfred!

Ein Mitbringsel vom internationalen
40. HG-KONGRESS aus Hamburg.

Viel Freude damit

[Unterschrift]

Handbuch der Hörgerätetechnik
A. Vonlanthen

ISBN-Nr.: 3-274-00094-9

Handbuch der Hörgerätetechnik

A. Vonlanthen

Alle Angaben, Normen und Spezifikationen können – dem technischen Fortschritt entsprechend – ohne Vorankündigung geändert werden.

Vorwort

Die Grundzüge dieses Buches wurden während eines Ausbildungsprogrammes zum Erwerb des Eidgenössischen Fähigkeitsausweises für Hörgeräte-AkustikerInnen entwickelt. Eine Eigenheit des schweizerischen Ausbildungsprogrammes besteht darin, dass es sich dabei um eine berufsbegleitende Ausbildung für Erwachsene handelt. Der technische Wissensstand ist – je nach Vorbildung – unterschiedlich. Didaktisch gesehen, bestand die Herausforderung darin, in einer ersten Phase grundlegendes Basiswissen zu vermitteln um dann in einer zweiten Phase darauf aufzubauen und alle wesentlichen Inhalte zu vermitteln.

Für Hörgeräte-AkustikerInnen in anderen Ländern mit anderen Ausbildungssystemen kann diese Systematik, ausgehend von "den Basics" ein Vorteil sein.

Das war denn auch der Grund, dass die Phonak AG das Projekt in jeder Hinsicht unterstützt hat. Die Lehrinhalte sind selbstverständlich neutraler Natur und allgemein gültig.

Der Dank des Autors gilt Sonja Krienbühl, welche mit Engagement und der nötigen Akribie die Grafiken zur Druckstufe brachte. Andrea Gnädinger widmete sich dem Layout und dem Seitenumbruch sowie der Textkorrektur. Wenn man bedenkt, dass das Buch in den Sprachen deutsch, englisch und französisch erscheint, kann man das Mass an Geduld und Sorgfalt ermessen, das von ihrer Seite erbracht werden musste.

A. Vonlanthen, April 1995

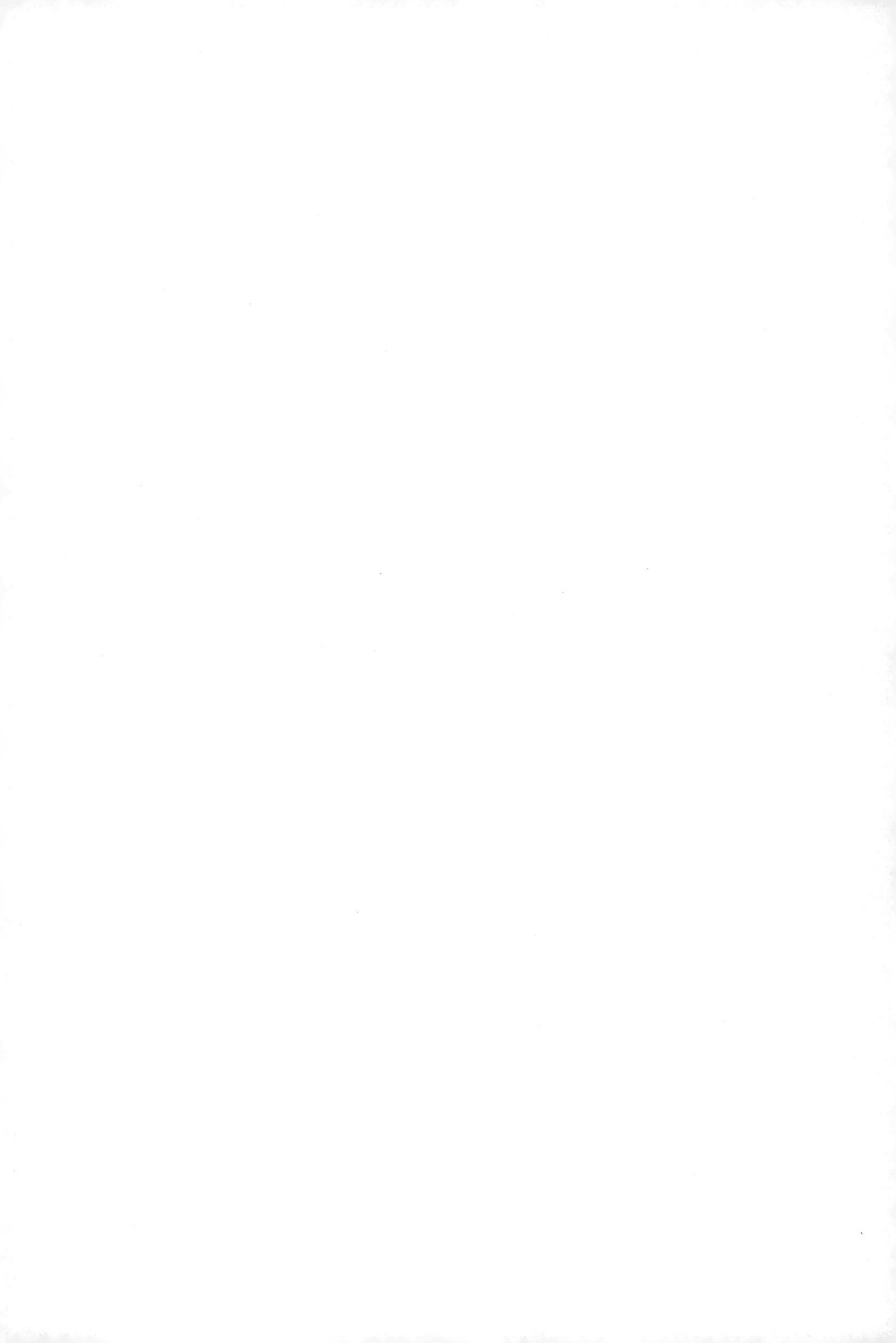

Inhaltsverzeichnis

1	*Einführung*	1
1.1	Geschichtlicher Überblick	1
1.2	Aufbau eines Hörgerätes	7
1.3	Aufbau eines HdO-Gerätes	7
2	*Die Hörgerätetypen*	10
2.1	Das Taschengerät	10
2.2	Die Hörbrille	11
2.3	Das HdO-Gerät (**H**inter **d**em **O**hr Gerät)	13
2.4	Das IdO-Gerät (**I**n **d**em **O**hr Gerät)	16
2.5	Statistik der Hörgerätetypen	18
3	*Hörgerätemessungen und Normen*	21
3.1	Hörgeräte-Kuppler und Ohrsimulatoren	24
3.1.1	Der 2-ccm-Kuppler	24
3.1.2	Der Ohrsimulator von B&K (B&K Ear-Simulator)	28
3.2	Hörgerätemessungen in der Messbox (nach IEC 1983)	33
3.2.1	Max. Ausgangsschalldruckpegel (OSPL 90 oder SSPL 90)	36
3.2.2	Max. Verstärkungskurve	36
3.2.3	Normale akustische Wiedergabekurve	37
3.2.4	Die Betriebsstromstärke	38
3.2.5	Nichtlineare Verzerrungen	39
3.2.6	Das Eigenrauschen	42
3.2.7	Die Telephonspulenmessung	44
3.2.8	Messung von Hörgeräten mit AGC-Schaltungen	45
3.2.9	Messung von Hörgeräten mit Direktional-Mikrophon	50
3.3	Messung am KEMAR	53
3.3.1	Die Ohrkanalresonanz des KEMAR	54
3.3.2	In-Situ-Messung und Insertion Gain	55
3.3.3	Messung eines Polardiagrammes	56
3.4	Die Mess-Normen	58
3.4.1	Die IEC-Norm (1983) siehe Kapitel [3.2]	58
3.4.2	Die ASA-Norm (1987)	58

4	*Hörgerätewandler*	63
4.1	Das Mikrophon	63
4.1.1	Das omnidirektionale Mikrophon (Druckempfänger)	68
4.1.2	Das direktionale Mikrophon (Druckgradientenempfänger)	70
4.1.3	Spezial Mikrophone	74
4.1.4	Zusammenfassung	74
4.2	Der Hörgerätehörer	76
4.2.1	Der Klass-A-Hörer	78
4.2.2	Der Klass-B-Hörer (Push-Pull-Hörer)	80
4.2.3	Der Klass-D-Hörer	83
5	*Akustische Modifikationen*	86
5.1	Akustische Modifikation am Mikrophon	86
5.2	Akustische Modifikation am Hörgerätehörer/Winkelstück	87
5.3	Akustische Modifikation an der Otoplastik	92
5.4	Modifikation bei Rückkopplung	96
6	*Hörgerätefunktionen*	99
6.1	Die Filterfunktionen	99
6.2	Die Begrenzung	101
6.2.1	Der Peak-Clipper	101
6.2.2	Die AGC-Schaltungen	104
7	*Hörgerätezubehör*	109
7.1	Die Telephonspule	109
7.2	Der Audio-Eingang	110
7.2.1	Die CROS-Anwendung	111
7.2.2	Die BiCROS-Anwendung	112
7.2.3	Das Hand-Mikrophon	113
7.2.4	Das FM-System	113
7.3	Die Fernsteuerung	115
7.4	Die Batterie	117
7.4.1	Die Quecksilber-Batterie (Mercury)	119
7.4.2	Die Zink-Luft-Batterie	120

8	*Hörgerätefehlersuche*	122
8.1	Die Rückkopplung (Feedback)	122
8.1.1	Die Rückkopplung beim IdO-Gerät	122
8.1.2	Die Rückkopplung beim HdO-Gerät	123
8.2	Das Gerät verstärkt ein akustisches Signal nicht	124
9	*Digital programmierbare Hörgeräte*	125
9.1	Was sind digital programmierbare Hörgeräte?	125
9.2	Möglichkeiten der Programmierung	126
9.2.1	Die Programmiergeräte	127
9.2.2	Der PC	128
9.3	Vor- und Nachteile programmierbarer Hörgeräte	132
10	*Das digitale Hörgerät*	134
10.1	Einführung	134
10.2	Was ist digitale Signalverarbeitung?	134
10.3	Warum digitale Hörgeräte?	136
10.4	Möglichkeiten und Voraussetzungen beim digitalen Hörgerät	137
10.4.1	Adaptive Unterdrückung der akustischen Rückkopplung	137
10.4.2	Die Sprachverlangsamung	138
10.4.3	Der Beamformer	138
10.4.4	Das Recruitment	139
10.4.5	Die Lautheit-Summation	140
10.4.6	Die Maskierung	141

1 Einführung

Hörgeräte sind Schallverstärker. Ihre Aufgabe besteht im wesentlichen darin, den Schalldruckpegel von Sprache oder anderen Informationen, die für einen Hörbehinderten bestimmt sind, akustisch zu verstärken, d.h. auf einen Pegel anzuheben, bei dem der Schwerhörende die Informationen trotz seines Hörleidens wieder wahrnehmen und vor allen Dingen verstehen kann.
(Tech. Akustik; I. Veit [14])

Dies ist die Hauptaufgabe des Hörgerätes, doch sind die Schwerhörigkeiten ebenso vielfältig wie die daraus resultierenden Anforderungen an die Technik der Geräte. Bis heute konnte Schwerhörigkeit nicht vollständig erforscht werden und die Hörgerätetechnik, trotz rasanter Entwicklung in den letzten Jahren, ist nur zum Teil in der Lage, die verschiedenen Arten von Schwerhörigkeit zu korrigieren. Die folgenden Kapitel sollen einen umfassenden Einblick in die Hörgerätetechnik und einen kurzen Ausblick in die Zukunft geben.

1.1 Geschichtlicher Überblick

Die Hörgerätetechnologie lässt sich bis heute in fünf Phasen unterteilen. Der Übergang der verschiedenen Phasen ist fliessend. Die abgebildeten Jahreszahlen sollen lediglich einen ungefähren Anhaltspunkt vermitteln.

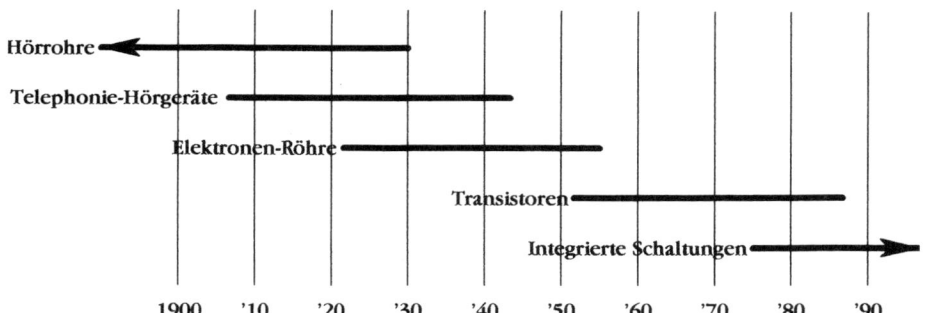

Bild 1.1: Die fünf Phasen der Hörgerätetechnologie

2 Geschichtlicher Überblick

Die erste Phase war eine mechanisch-akustische Phase, in welcher man mit verschiedenen Arten von Hörrohren eine akustische Verstärkung erreichen wollte. Die erste Hörhilfe des Menschen waren seine Hände, die er zu Halbkugeln geformt hinter die Ohren hielt, (leider auch heute noch die meist verbreitete Hörhilfe). Wie in Bild 1.2 bewirkt die Hand hinter dem Ohr eine Veränderung der Akustik; im Bereich 1 kHz bis 2 kHz bildet sich eine Resonanz von ca. 10 dB. Bei höheren Frequenzen ist sogar auch eine Dämpfung zu erkennen. Beachte: Bild 1.2 stellt eine Insertion Gain Messung dar (Kap 3.3.2).

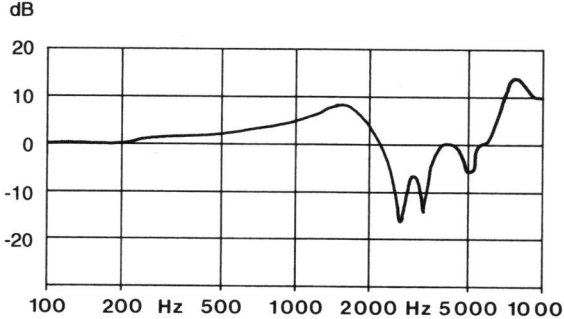

Bild 1.2: Insertion Gain einer hinter dem Ohr gehaltenen Hand

Anfangs des 19. Jahrhunderts wurden unterschiedlichste Arten und Formen von Hörrohren angefertigt, mit welchen man beträchtliche Verstärkungen erzielen konnte (siehe Bild 1.4).

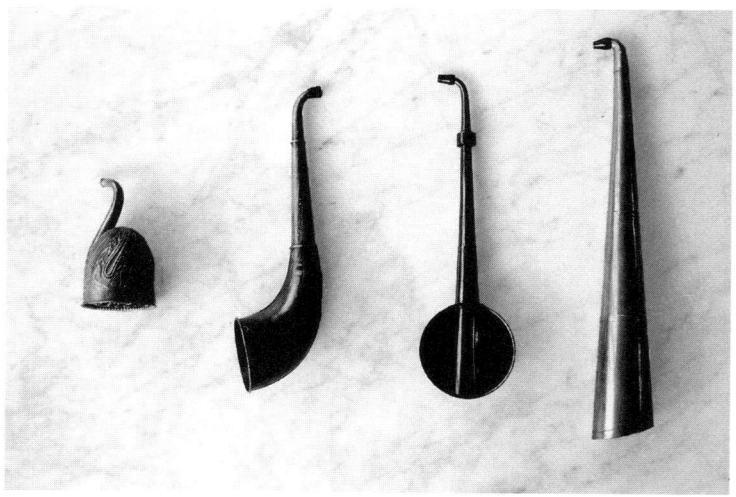

Bild 1.3: Verschiedene Arten von Hörrohren

Geschichtlicher Überblick 3

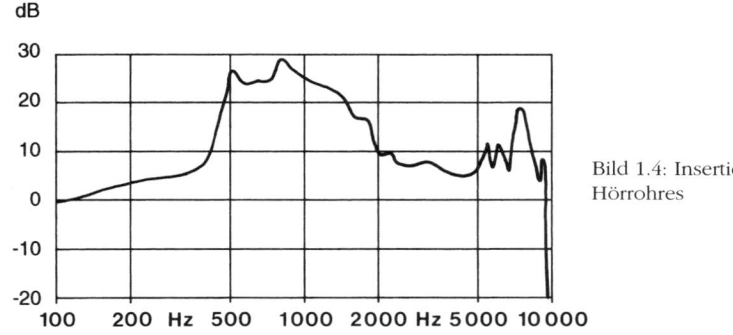

Bild 1.4: Insertion Gain eines Hörrohres

Selbst damals war klar, dass nur eine stereophone Anpassung den optimalen Hörerfolg bringen kann!

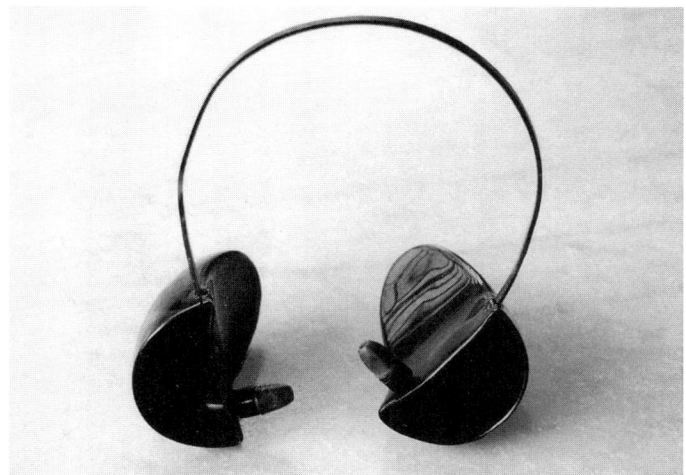

Bild 1.5: Hörhilfen für stereophone Anpassung (1930)

In der zweiten Phase wurden Hörgeräte mit Hilfe der Telephonie-Technik hergestellt. Die Probleme der Telephon-Hörgeräte waren zum einen ihre grossen Verzerrungen, hervorgerufen durch die Resonanzen von Mikrophon und Hörer, zum anderen das hohe Mikrophonrauschen.

4 *Geschichtlicher Überblick*

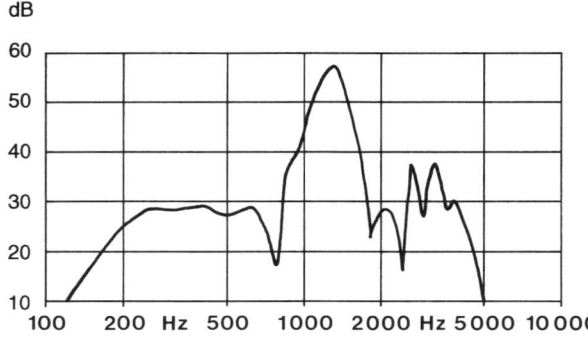

Bild 1.6: Frequenzgang eines Telephon-Hörgerätes

Bild 1.7 zeigt ein Telephon-Hörgerät aus dem Jahre 1922 mit Mikrophon (grosse Kapsel) und Ohrhörer. Die noch benötigte Batterie wird nicht gezeigt.

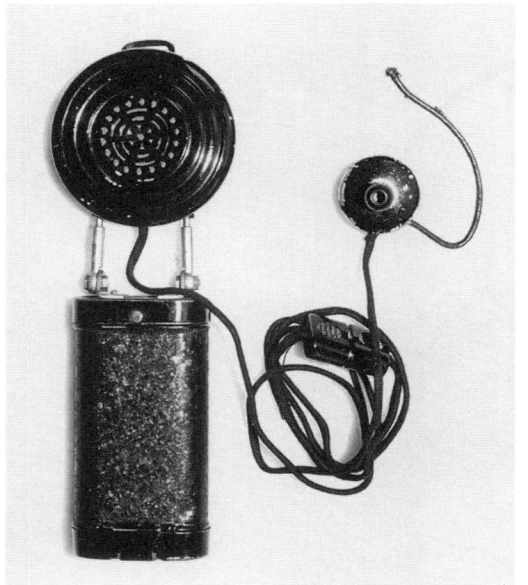

Bild 1.7: Telephon-Hörgerät

In der dritten Phase wurden die Hörgeräte mit Elektronenröhren gebaut. Dadurch konnte eine viel grössere akustische Verstärkung erreicht werden als mit den Telephon-Geräten.

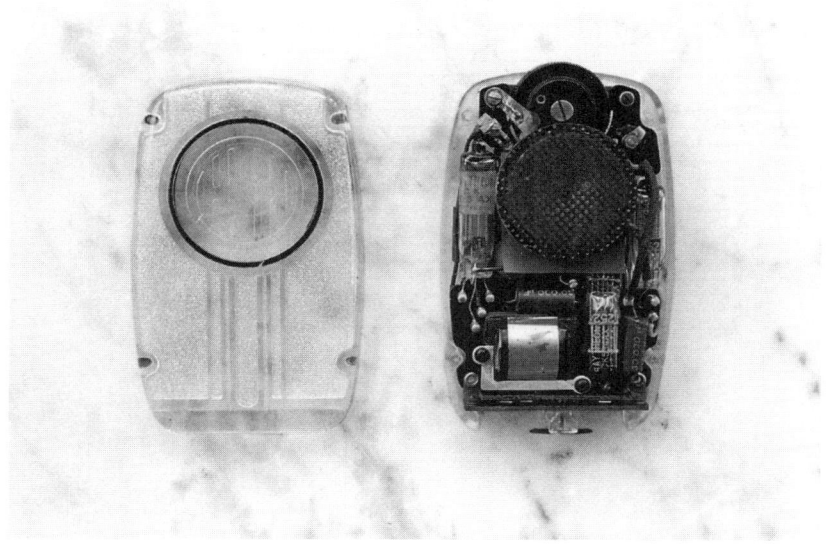

Bild 1.8: Taschengerät mit drei Elektronenröhren (1939)

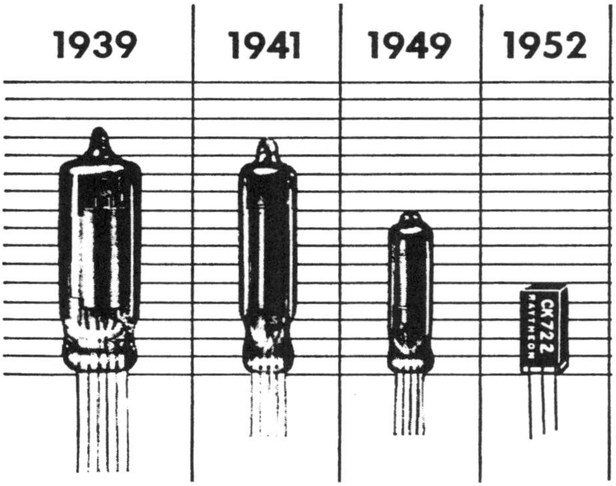

Bild 1.9: Entwicklung der Röhren bis zum Transistor (Berger [2])

In der vierten Phase wurden die Elektronenröhren durch die kleineren Transistoren ersetzt. Dadurch war es möglich, Hörgeräte herzustellen, die man am Ohr tragen konnte.

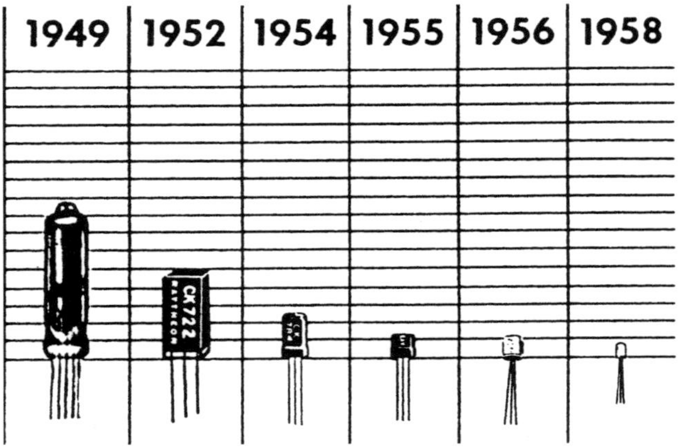

6 *Geschichtlicher Überblick*

| 1949 | 1952 | 1954 | 1955 | 1956 | 1958 |

Bild 1.10: Weiterentwicklung der Transistoren (Berger [2])

Heute stehen wir in der fünften Phase, in welcher Transistoren integriert und so Hörgeräte mit über 1000 Transistoren hergestellt werden.

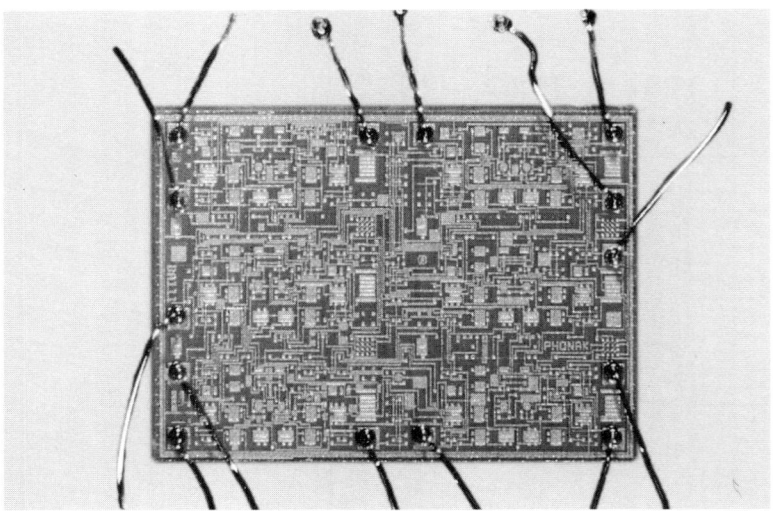

Bild 1.11: Integrierte Schaltung

1.2 Aufbau eines Hörgerätes

Der prinzipielle Aufbau eines Hörgerätes ist immer gleich, ob es sich nun um ein HdO (Hinter-dem-Ohr), IdO (In-dem-Ohr), Hörbrille oder Taschengerät handelt.

Ein Hörgerät besteht aus:

Mikrophon:	Wandelt das akustische in ein elektrisches Signal um.
Verstärker:	Verstärkt das elektrische Signal.
Batterie:	Energielieferant des Hörgerätes.
Bed. Elemente:	Beeinflusst die Funktion des Hörgerätes. Kann vom Hörgerätebenutzer und/oder Hörgeräteakustiker verändert werden.
Hörer:	Wandelt das elektrische wieder in ein akustisches Signal um.

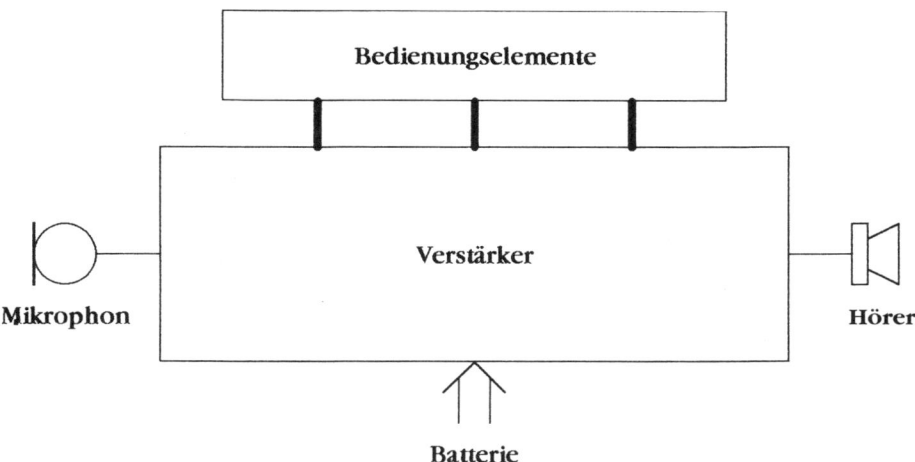

Bild 1.12: Aufbau eines Hörgerätes

1.3 Aufbau eines HdO-Gerätes

Um einen besseren Einblick in die Funktion des Hörgerätes zu bekommen, wird hier der Aufbau eines HdO-Gerätes genauer betrachtet. Insbesondere möchte ich anhand dieser Skizze auch einzelne Themen der Hörgerätetechnik anschneiden.

Hörgeräte Wandler
Das akustische Herzstück des Hörgerätes. Besonders beim HdO-Gerät kann auf Grund der Platzverhältnisse mit der Wahl der richtigen akustischen Wandler sehr viel erreicht werden.

Bedienungselemente
Zu den Bedienungselementen gehören Potentiometer und Schalter, welche vom Benutzer selber bedient werden. Die Trimmer werden durch den Akustiker bei der Hörgeräteanpassung zur optimalen Hörgeräteeinstellung verändert. Bei modernen programmierbaren Hörgeräten werden die Einstellungen nicht mehr an den Trimmern, sondern mit einem PC (Personal Computer) verändert. Anstelle der Trimmer befindet sich dann oft eine kleine Programmierbuchse, mit welcher das Hörgerät mit einem Kabel an den PC angeschlossen werden kann.

Verstärker
Die Elektronik des Hörgerätes. Im Verstärker befinden sich diejenigen Elemente, die das vom Mikrophon erzeugte elektrische Signal aufbereiten und so zum Hörer weiterleiten, dass eine Anpassung an den Hörverlust möglich ist.

Akustische Modifikation
Durch akustische Modifikation ist es oft sehr einfach, die Übertragung eines Hörgerätes zu verändern. Der Akustiker kann dadurch eine Anpassung erheblich verbessern.

Zubehör
Unter Zubehör werden in diesem Buch alle Artikel aufgeführt, die zusätzlich im oder um das Hörgerät benutzt werden.

Aufbau eines HdO-Gerätes

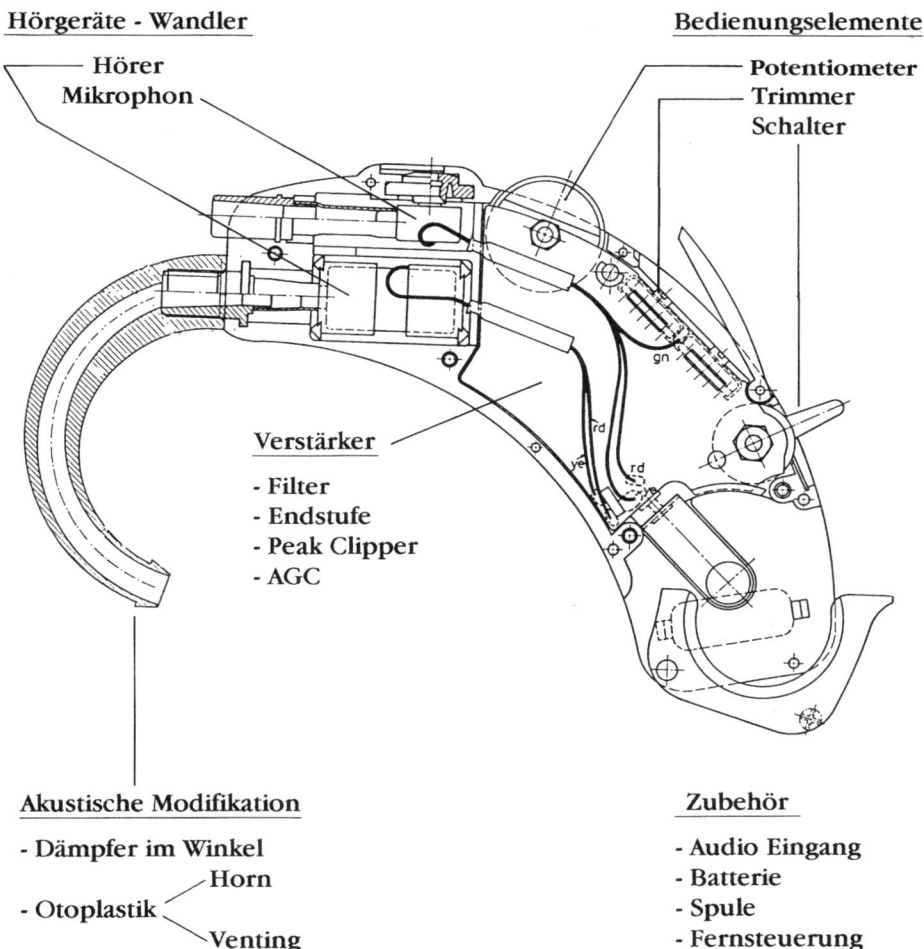

Hörgeräte - Wandler
- Hörer
- Mikrophon

Bedienungselemente
- Potentiometer
- Trimmer
- Schalter

Verstärker
- Filter
- Endstufe
- Peak Clipper
- AGC

Akustische Modifikation
- Dämpfer im Winkel
- Otoplastik
- Horn
- Venting

Zubehör
- Audio Eingang
- Batterie
- Spule
- Fernsteuerung

Bild 1.13: Aufbau eines HdO-Gerätes

2 Die Hörgerätetypen

2.1 Das Taschengerät

Das Taschengerät ist die älteste Bauform des elektronischen Hörgerätes. Das Mikrophon und die Verstärkerschaltung (mit allen Bedienungselementen) sind in einem Gehäuse untergebracht, welches man normalerweise am Körper oder in einer Kleidertasche trägt. Der Hörer ist durch ein Kabel mit dem Taschengerät verbunden und wird auf die Otoplastik (Ohrpassstück) gesteckt. Diese Otoplastik besitzt einen speziellen Schnappverschluss für den Taschengerätehörer.

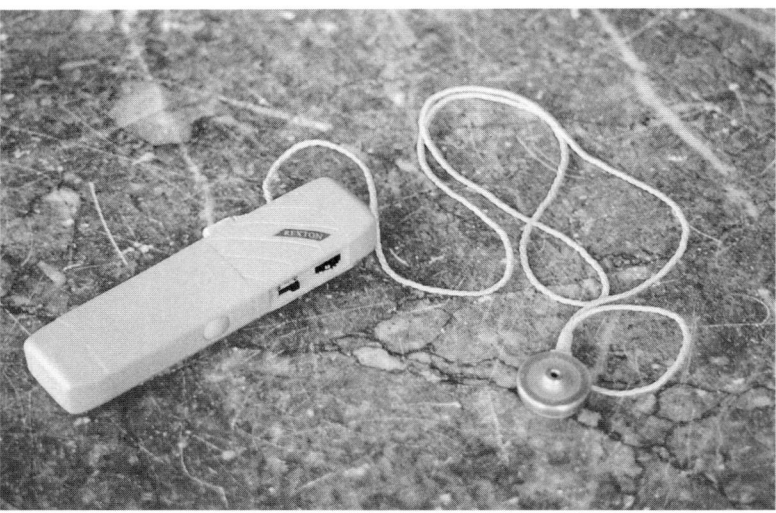

Bild 2.1: Taschengerät

Obwohl der Anteil der Taschengeräte am gesamten Hörgerätemarkt immer kleiner wird, gibt es gewisse Fälle, bei denen ein Taschengerät Vorteile gegenüber den anderen Hörgeräte-Bauformen hat.

Vor- und Nachteile von Taschengeräten

+ Mit einem Taschengerät ist die grösste akustische Verstärkung möglich, da zwischen Hörer und Mikrophon die grösste Distanz besteht.
+ Taschengeräte haben grosse Bedienungselemente.
+ Taschengeräte liefern den höchsten max. Schalldruck (sehr grosse Ansteckhörer).

+ Taschengeräte sind wirtschaftlich, da sie mit grossen Batterien betrieben werden.
+ Bei Knochenleitungsübertragungen bietet das Taschengerät den Vorteil, dass keinerlei mechanische Rückkopplung vorhanden ist.

Neben den ästhetischen Nachteilen eines Taschengerätes sind vor allem noch folgende Punkte zu erwähnen:

– Umständlich, da das Taschengerät gross und schwer ist und über ein oder zwei Kabel mit dem Einsteckhörer verbunden ist.
– Das Mikrophon ist nicht am Kopf (kein Richtungshören, kein stereophones Hören)
– Reibgeräusche der Mikrophone an den Kleidern.

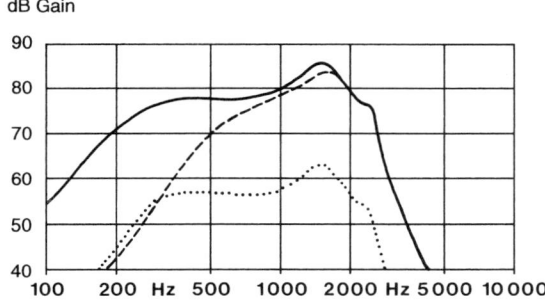

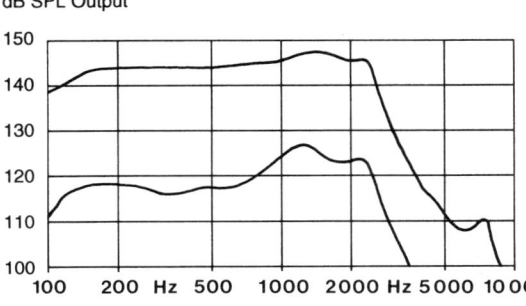

Bild 2.2: Frequenzgänge eines Taschengerätes

2.2 Die Hörbrille

Anfangs der fünfziger Jahre wurden die ersten Hörbrillen hergestellt. Bei einer Hörbrille wird das ganze Hörgerät in den beiden Brillenbügeln untergebracht. Die Mikrophonöffnung befindet sich beim Scharnier oder hinten beim Ohr. Je weiter vorne die Mikrophonöffnung, desto kleiner die Rückkopplungsgefahr, aber um so schlechter das Richtungshören des Schwerhörigen. Die Hörer sind in der Nähe der Hörernippel montiert, an welche mittels eines Schlauches die Otoplastik an den Brillenbügeln angesteckt werden kann.

12 Die Hörbrille

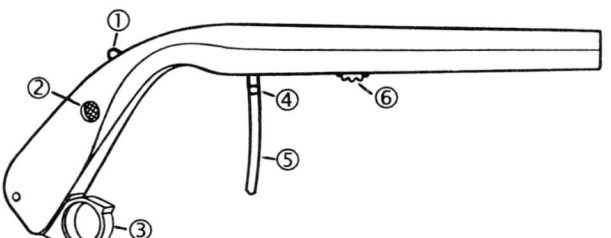

1. On/Off Schalter
2. Mikrophonöffnung
3. Batteriefach
4. Hörernippel
5. Schlauch
6. Lautstärkeregler

Bild 2.3: Hörbrille

Vor- und Nachteile einer Hörbrille

+ Hörbrillen eignen sich sehr gut für Cros-Anwendungen, da das Kabel im Brillenbügel eingelegt werden kann.
+ Bei einer offenen Brillenanpassung wäre es möglich, die Mikrophone weiter vorne (bei den Scharnieren) zu montieren. So erhält man einen grösseren Abstand zwischen Mikrophoneingang und Hörerausgang und es entsteht dadurch weniger Rückkopplung.

Nachteile

– Auf Grund ihres kleinen Marktanteiles wird auch nur ein kleines Entwicklungspotential in die Hörbrille gesteckt. Dadurch verfügen Hörbrillen nie über die neuesten Technologien.
– Man sollte nicht das Hören mit dem Sehen kombinieren.
   Nimmt man die Brille ab, so hört man nichts; im Service-Fall muss man auf Hörgerät und Brille verzichten.
– Konventionelle Hörbrillen waren sehr wuchtig und wurden aus ästhetischen Gründen selten verwendet.

Das HdO-Gerät (Hinter-dem-Ohr-Gerät) 13

Heute werden solche in den Brillenbügeln aufgebauten Hörbrillen kaum noch angepasst. An ihrer Stelle wird ein HdO-Gerät mit Brillenadapter verwendet. Ein fertiges HdO-Gerät wird mittels eines Brillenadapters an den Brillenbügel angebracht. Dies ergibt oft eine sehr schöne Lösung. Vor allem bei einer offenen Anpassung ist dies ein eleganter Weg, da so vom Brillenbügel nur noch ein kleiner Schlauch zum Gehörgang führt, und man keine Otoplastik benötigt. In der Statistik wird ein solches Gerät als HdO-Gerät geführt. Bild 2.4 zeigt eine perfekte Lösung eines Hörgerätes mit Brillenadapter.

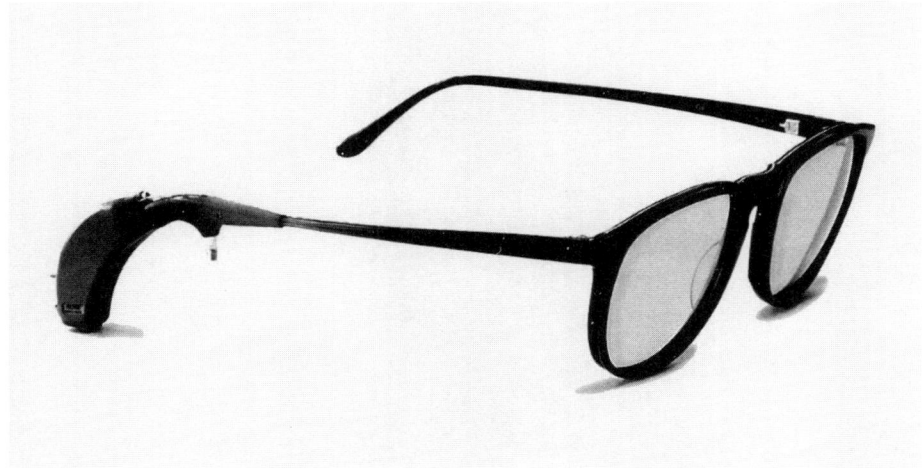

Bild 2.4: Kombination Hörgerät-Brille

2.3 Das HdO-Gerät (Hinter-dem-Ohr-Gerät)

Das HdO-Gerät ist heute das meist verwendete Hörgerät in Europa. Hörer, Mikrophon und Verstärker befinden sich in einem Gehäuse, welches hinter dem Ohr getragen wird. Der Schall wird vom Hörer über den Hörgerätewinkel und einem weichen Kunststoffschlauch dem Gehörgang zugeführt.
Während der letzten 30 Jahren wurden verschiedenste Typen von HdO-Geräten entwickelt. Bei den ersten HdO-Geräte Generationen wurde darauf geachtet, dass das Mikrophon und der Hörer im Gerät möglichst weit voneinander entfernt waren. Der Grund dafür waren die mechanischen und akustischen Rückkopplungen. Auch wurden HdO-Geräte mit externem Hörer gebaut (dieser wurde in die Otoplastik eingesetzt, um eine bessere akustische Übertragung zu erreichen), doch war die elektrische Verbindung vom Hörer zum Verstärker der hohen mechanischen Beanspruchung nicht gewachsen. So hat sich bis heute die folgende Anordnung der Komponenten im HdO-Gerät durchgesetzt.

14 Das HdO-Gerät (Hinter-dem-Ohr-Gerät)

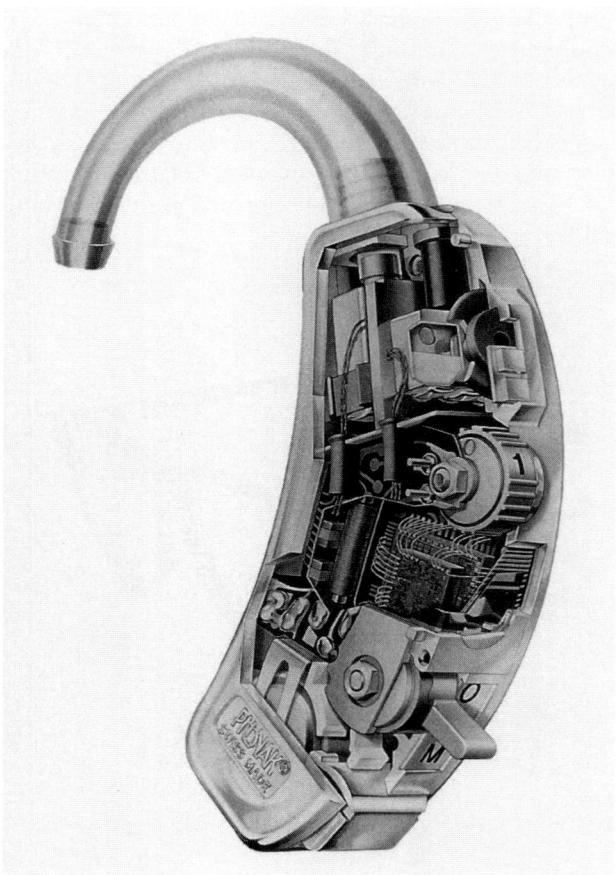

Bild 2.5: HdO-Gerät

Vorteile eines HdO-Gerätes

+ Möglichkeit für eine offene Anpassung.
+ Möglicher Einsatz von Richtmikrophon.
+ Guter Kompromiss zwischen grossem, starkem aber unhandlichem Taschengerät und kleinem aber schwachem IdO-Gerät.
+ Sehr unauffällige Lösung.
+ Genügend Platz vorhanden für neuste Entwicklungen.
+ Im HdO-Gerät können auf Grund der Grösse die besten akustischen Wandler eingesetzt werden.

Nachteile eines HdO-Gerätes

– Die Übertragung des Schalls durch den Kunststoffschlauch ergibt Schlauchresonanzen, welche den natürlichen Klang beeinflussen (verschlechtern).
– Mikrophon sollte im Ohr plaziert sein.
– Knochenleitungsübertragung kaum möglich.

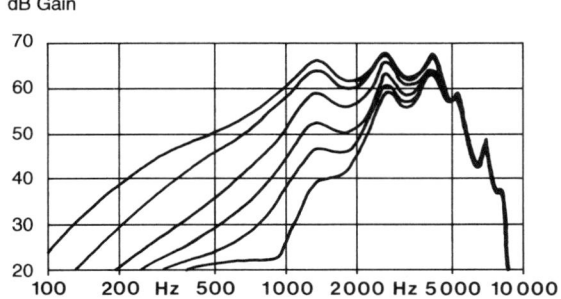

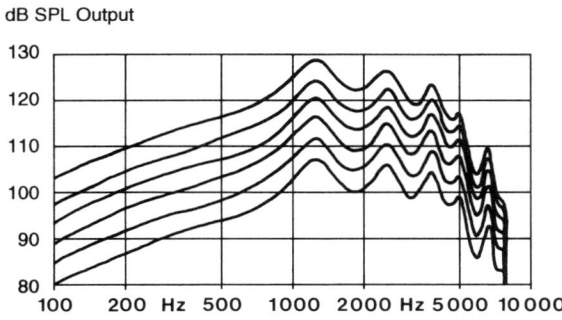

Bild 2.6: HdO-Gerät und Frequenzgänge

16 *Das IdO-Gerät (In-dem-Ohr-Gerät)*

2.4 Das IdO-Gerät (In-dem-Ohr-Gerät)

Beim IdO-Gerät sind alle Elemente des Hörgerätes in ein Gehäuse eingebaut, welches gleichzeitig das Ohrpassstück ist. Es gibt heute zwei Arten von IdO-Geräten, welche sich durch ihren Aufbau unterscheiden.

a) Das Custom-made-Gerät

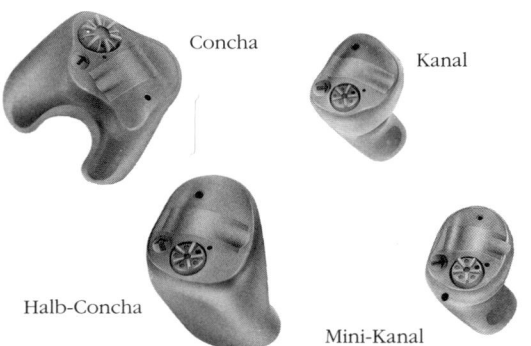

Bild 2.7: Custom-made-Geräte

b) Das (semi)-modulare Gerät

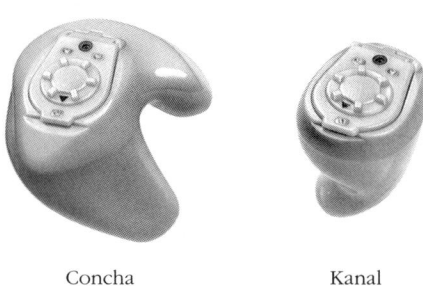

Bild 2.8: Modulare Geräte

a) Beim Custom-made-Gerät wird zuerst eine individuelle Schale (mit Hilfe des Ohrabdruckes) hergestellt. In der Schale wird der Hörer möglichst weit nach vorne eingebaut (nahe am Trommelfell). Das Mikrophon liegt etwa in der Mitte der Ohrmuschel. Der Verstärker, Batterie und das Poti werden individuell in der Schale untergebracht.

b) Bei einem (semi)-modularen Gerät ist, wie der Name schon sagt, der Verstärker und das Mikrophon als Modul schon vorgefertigt. Der Hörer wird gleich wie bei den Custom-made-Geräten montiert.

Vorteil des Custom-made-Gerätes ist seine Grösse, da der Raum im Ohr optimal ausgenützt wird. Das Custom-made-Gerät repräsentiert die kleinstmögliche Hörgeräteform. Vorteil eines modularen Gerätes ist seine maschinelle Fertigung (weniger störanfällig).

Vor- und Nachteile eines IdO-Gerätes (Custom-made oder modular)

+ Beste akustische Hörgeräte-Lösung. Mikrophon und Hörer am richtigen Ort (möglichst nahe am Trommelfell, kleines Restvolumen).
+ Unauffällig
+ Grosser Tragkomfort
− Frühe Rückkopplung. Es lässt sich kein sehr grosser Hörverlust versorgen.
− IdO-Geräte oft kompromisslos klein und daher als Hörgerät sehr schlecht, da kein Platz für eine gute Elektronik.
− Bedienbarkeit
− Durch Verschmutzung häufig defekte Hörer
− Kleine Batterien (häufiger Batteriewechsel)
− Aus Platzmangel häufig zu kleine Belüftung, was zu einer Beeinträchtigung des Tragkomfortes führt (Occlusion).

18 *Statistik der Hörgerätetypen*

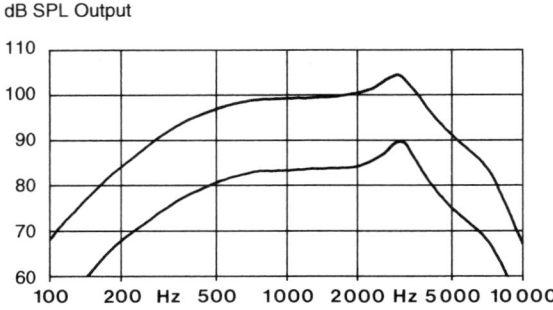

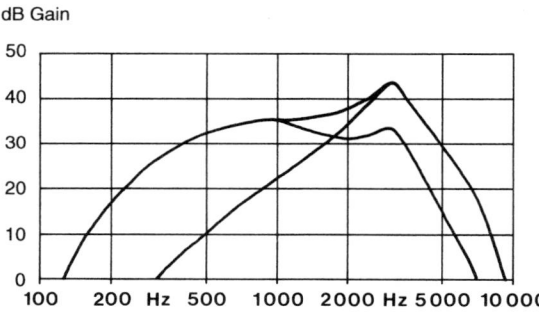

Bild 2.9: Frequenzgänge eines Im-Ohr-Gerätes

2.5 Statistik der Hörgerätetypen

Eine interessante Betrachtung ist die heutige statistische Verteilung der Hörgerätetypen. Der Trend geht mehr und mehr zu kleineren Geräten d.h. zu IdO-Geräten.

1977 schrieb Werner Güttner (Hörgerätetechnik [6]):
Nach dem Aufkommen der Im-Ohr-Geräte, etwa um das Jahr 1966, erreichte der Anteil dieser Gerätegruppe etwa 2% aller Geräte. Er fiel dann stetig ab und sank 1972 auf 0,3%. Heute (1977) wird diese Gerätegruppe in Deutschland kaum verordnet. Gründe dafür waren die schlechten, kleinen akustischen Wandler und die max. mögliche Verstärkung, die wegen der frühen Rückkopplung eher klein war.

Heute kann man zwei Hauptgründe für den Erfolg der IdO-Geräte nennen:
a) Die elektronische und akustische (Wandler)-Entwicklung in den letzen fünfzehn Jahren war derart rasant, dass heute sehr gute IdO-Geräte auf dem Markt angeboten werden.

b) Hörgeräte sollten immer noch möglichst unsichtbar sein – je kleiner desto besser.

Im Gegensatz zu den USA werden heute in Europa vor allem HdO-Geräte angepasst. Es ist aber nur eine Frage der Zeit, bis die IdO-Geräte in Europa einen ähnlichen Marktanteil besitzen wie in den USA.

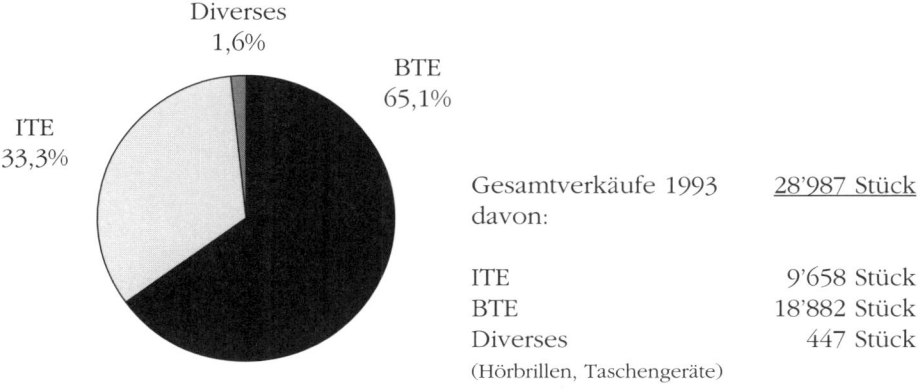

Bild 2.10: Aufteilung nach Hörgerätetypen in der Schweiz (1993)

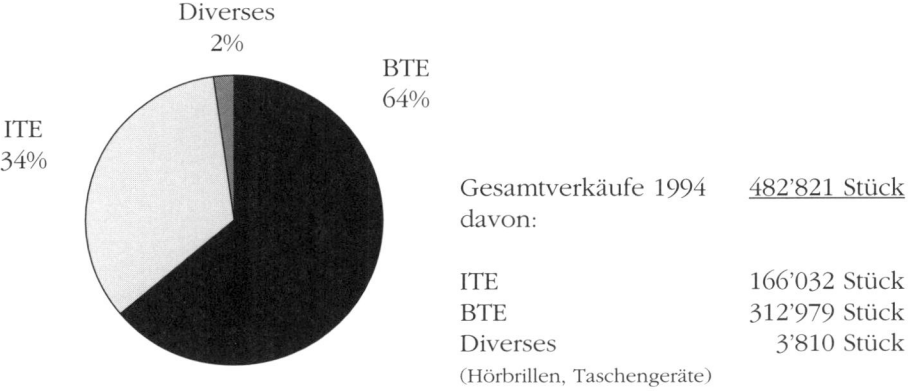

Bild 2.11: Aufteilung nach Hörgerätetypen in Deutschland (1994)

20 Statistik der Hörgerätetypen

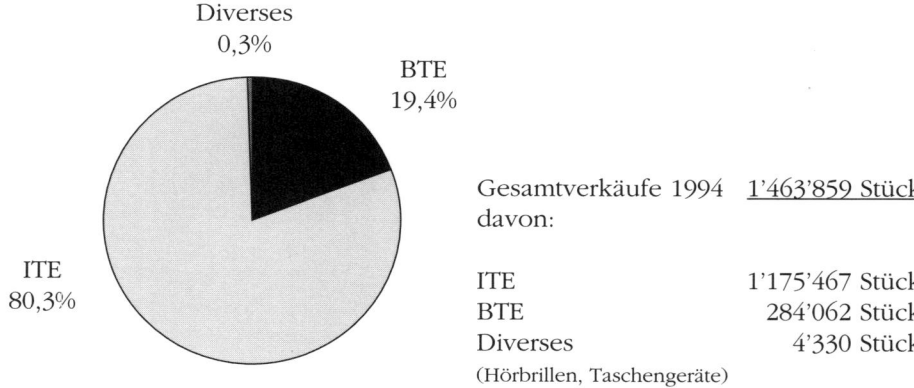

Gesamtverkäufe 1994	<u>1'463'859 Stück</u>
davon:	
ITE	1'175'467 Stück
BTE	284'062 Stück
Diverses	4'330 Stück
(Hörbrillen, Taschengeräte)	

Bild 2.12: Aufteilung nach Hörgerätetypen in den USA (1994)

3 Hörgerätemessungen und Normen

Das erste Messinstrument für Hörgeräte war das menschliche Ohr. Die Hörgeräte wurden getestet und beurteilt mittels Abhören durch den Entwickler oder einen Schwerhörenden. Ein geübtes menschliches Ohr ist in der Lage, sehr schnell und sehr genau die Qualität eines Hörgerätes zu beurteilen. Um jedoch die Übertragungseigenschaften von Hörgeräten bewerten und mit anderen vergleichen zu können, mussten objektive Messmethoden erarbeitet werden. Es wurde vereinbart, dass nur wenige übersichtliche physikalische Parameter gemessen werden. Die so gewonnenen Daten von Hörgeräten sind zwar nicht identisch mit jenen, die beim praktischen Gebrauch am Trommelfell des Hörgeräteträgers auftreten, sie sind aber reproduzier- und austauschbar. Um ein Hörgerät messen zu können, müssen gewisse Bedingungen vorhanden sein.

1) Freifeldmessung

Würde man ein Hörgerät in einem normalen Raum messen, so würden die Reflexionen des Schalls von den Wänden das Messresultat verfälschen. Ein Vergleich der Messungen wäre nicht möglich. Hörgeräte müssen im freien Schallfeld gemessen werden! Da perfekte „schalltote" Räume sehr gross und aufwendig (teuer) sind, wurden für Hörgeräte kleine „schalltote" Messboxen entwickelt, die im Hörgerätefrequenzbereich (100 Hz bis 10 kHz) genügend reflexionsarm sind. Eine vom Design her sehr spezielle, aber nicht gerade billige Hörgerätemessbox wird im Bild 3.1 dargestellt.

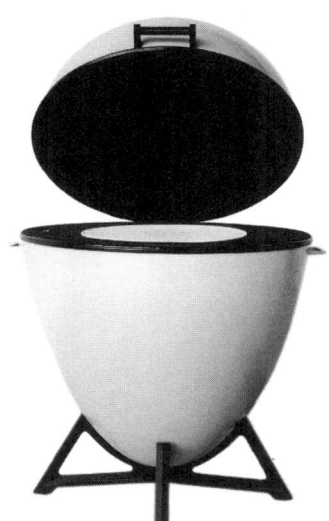

Bild 3.1: B&K Messbox

2) Linearer Lautsprecherfrequenzgang

Jede Nichtlinearität des Lautsprecherfrequenzganges der Messbox ergibt einen Fehler im Hörgerätefrequenzgang. Deshalb muss der Frequenzgang des Lautsprechers von 100 Hz bis 10 kHz im Bereich von ±1 dB genau sein. Da kein Lautsprecher (einer normalen Preisklasse) einen solch geraden Frequenzgang aufweist, wird der Lautsprecher geregelt (Komparationsmethode). Dies geschieht folgendermassen:

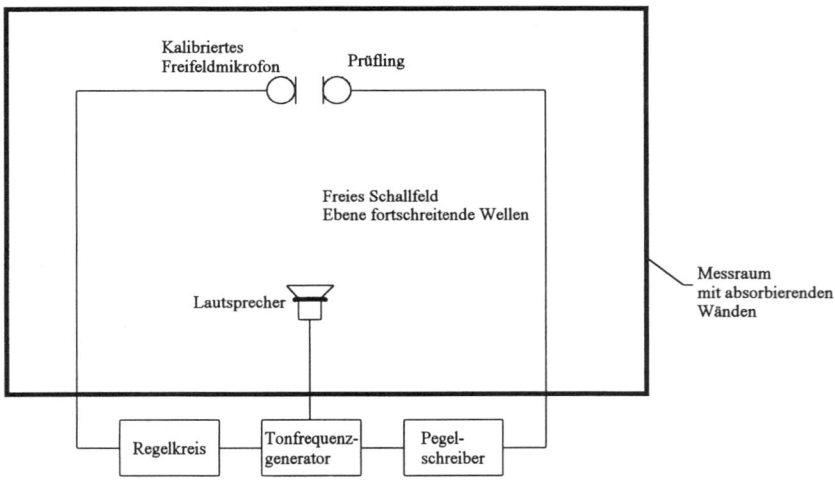

Bild 3.2: Aufbau einer geregelten Messbox

Ein Regelmikrophon (ein zweites Mikrophon) wird in der Messbox integriert. Das Regelmikrophon misst den Schalldruck. Weicht der gemessene Schalldruck vom Sollwert ab, so wird (sehr schnell) die Verstärkung des Lautsprecherverstärkers geändert, bis der Schalldruck am Regelmikrophon wieder dem Sollwert entspricht.

Hörgerätemessungen und Normen 23

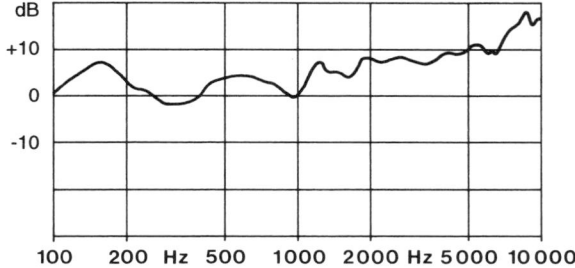

Bild 3.3: Frequenzgang eines Lautsprechers in der Messbox (nicht geregelt)

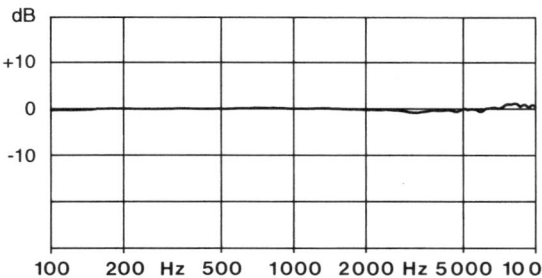

Bild 3.4: Geregelter Frequenzgang des Lautsprechers in der Messbox

Es gibt noch eine zweite Möglichkeit einen linearen Frequenzgang in der Messbox zu erzeugen – die Substitutionsmethode. Diese zweite Methode wird vor allem bei den Messboxen der Hörgeräteakustiker angewendet. Man benötigt für die Substitutionsmethode lediglich ein Mikrophon. Am Morgen wird mit dem Messmikrophon der Lautsprecherfrequenzgang gemessen. Diese Kurve wird gespeichert. Der Verstärkungsfrequenzgang des Lautsprecherverstärkers hat nun die inverse (umgekehrte) Kurve des Lautsprechers – d.h. hat der Lautsprecher ein Loch von 5 dB bei 10 kHz, so wird die Verstärkung des Verstärkers bei 10 kHz um 5dB erhöht. Hat der Lautsprecher bei 6 kHz eine Überhöhung von 7 dB, so wird bei 6 kHz die Verstärkung des Lautsprecherverstärkers um 7 dB reduziert – es entsteht ein linearer Frequenzgang.

3.1 Hörgeräte-Kuppler und Ohrsimulatoren

Da das Hörgerät seinen Dienst am Ohr vollbringen muss, sollte man die Messungen des Hörgerätes auch an einem solchen durchführen. Weil dies aber zu aufwendig ist und bei verschiedenen Ohren verschiedene (und damit nicht vergleichbare) Resultate erbringen würde, hat man ein normiertes künstliches Ohr entwickelt – den Kuppler.

Der Kuppler ist ein Verbindungsstück zwischen einem Hörer und einem Messmikrophon. Er enthält eine Kammer (Hohlraum) mit einer exakt definierten Form. Diese dient der Belastung des Hörers.
Nachbildungen, welche die äquivalenten Volumina bzw. die Belastung des Hörers des Hörgerätes mit der durchschnittlichen frequenzabhängigen Impedanz des menschlichen Ohres im Hörfrequenzbereich imitieren und bei denen die Schalldrucke, die das Messmikrophon aufnimmt, mit denen des am Trommelfell auftretenden Mittelwertes übereinstimmen, heissen *Ohrsimulatoren*.
Sie werden *Kuppler* genannt, wenn sie das äquivalente Volumen des Ohres nicht nachbilden. Die akustische Impedanz des Kupplers weicht von der des natürlichen Ohres ab. Der vom Hörer abgegebene Schall wird im Kuppler mit einem Mikrophon gemessen. Im Jahre 1959 ist für die Hörgeräte ein Kuppler definiert worden, dessen Kammer ein effektives Volumen von 2 ccm besitzt (alte IEC-Norm).

3.1.1 Der 2-ccm-Kuppler

Als Ersatz des menschlichen Ohres wird für die Messungen ein elektroakustischer Kuppler mit einem Hohlraum von 2 ccm verwendet. Am Ende des Hohlraumes befindet sich ein schallhartes Kondensatormikrophon, welches den Schall in elektrische Signale umwandelt und den Messgeräten zuführt.

Bild 3.5: 2-ccm-Kuppler für HdO-
Geräte-Messungen

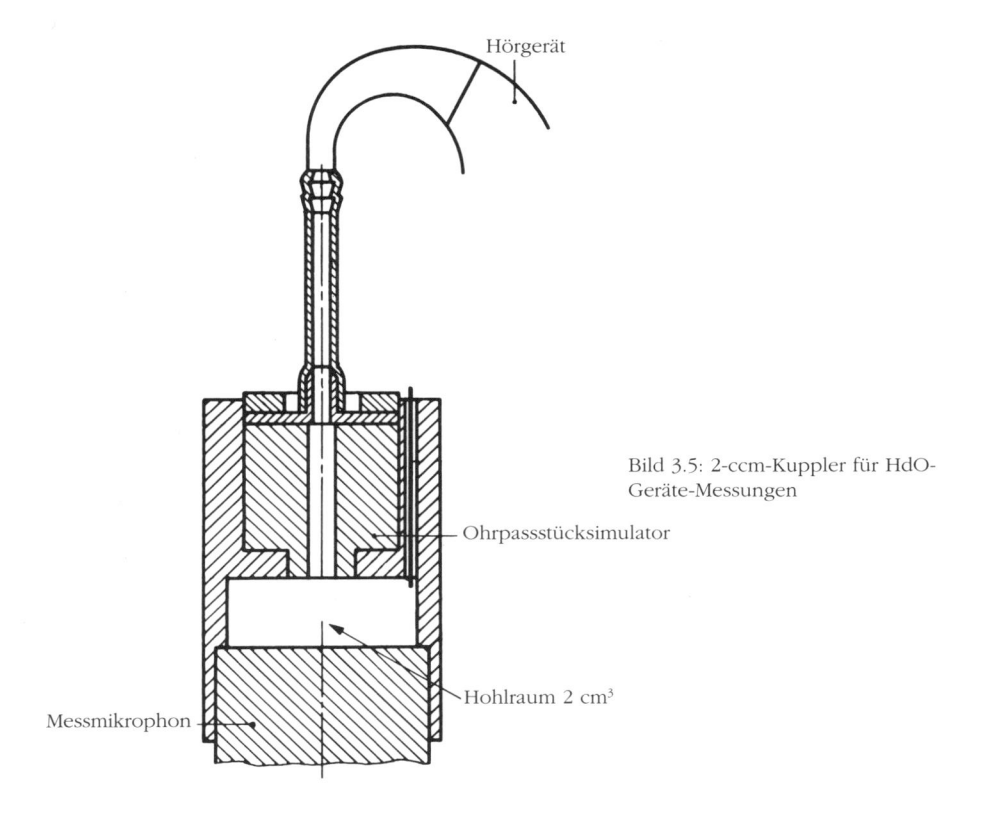

- Hörgerät
- Ohrpassstücksimulator
- Hohlraum 2 cm³
- Messmikrophon

Je nach Art des Hörgerätes (z.B. HdO oder IdO) wird der Schallzuführungsansatz modifiziert.
In Bild 3.5 sehen wir die Anpassung eines HdO-Gerätes und wie die Verbindung. zwischen Kuppler und HdO-Gerät über einen Schlauch stattfindet. In Bild 3.6 ist die Modifikation eines IdO-Gerätes dargestellt. Dieser Schlauch muss eine Länge von 25 mm und einen Innendurchmesser von 2 mm aufweisen. Für IdO-Geräte, bei denen eine Schlauchleitung zum Ohr entfällt, soll nach Bild 3.6 vorgegangen werden.

26 Der 2-ccm-Kuppler

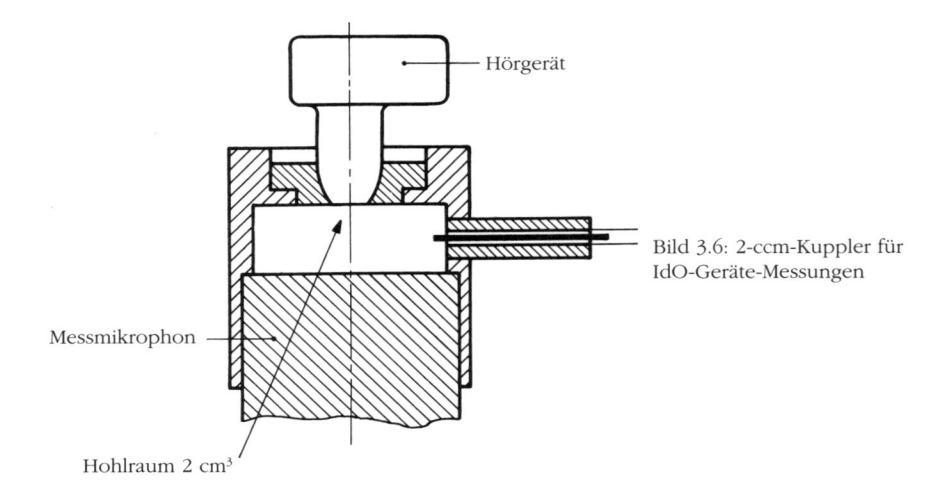

Bild 3.6: 2-ccm-Kuppler für IdO-Geräte-Messungen

In Bild 3.7 bis Bild 3.10 sind typische Hörgerätekurven dargestellt, die am 2-ccm-Kuppler gemessen wurden.

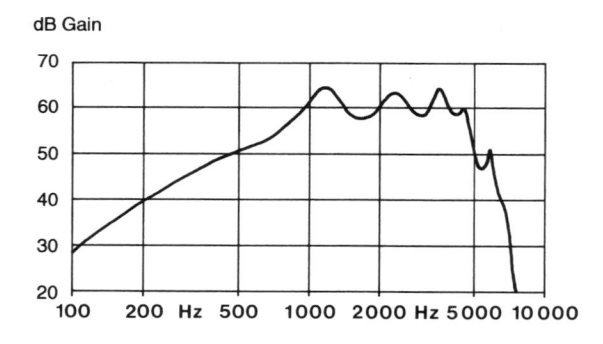

Bild 3.7: Verstärkungskurve eines HdO-Gerätes gemessen am 2-ccm-Kuppler

Bild 3.8: Max. Ausgangsschalldruckkurve eines HdO-Gerätes gemessen am 2-ccm-Kuppler

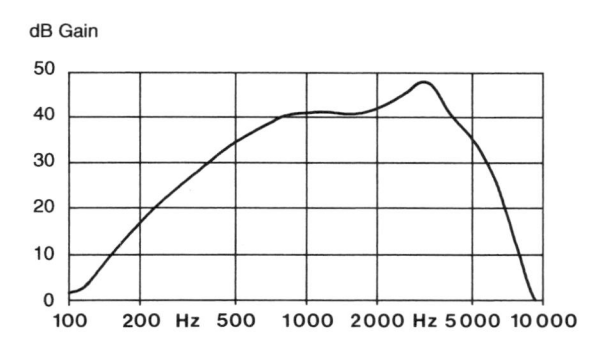

Bild 3.9: Verstärkungskurve eines IdO-Gerätes gemessen am 2-ccm-Kuppler

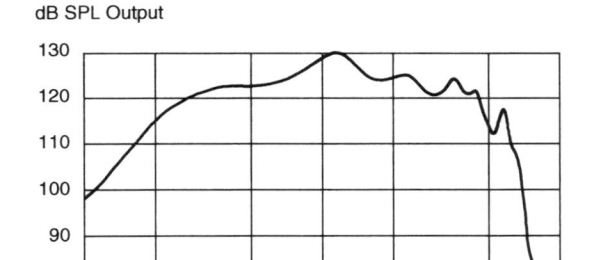

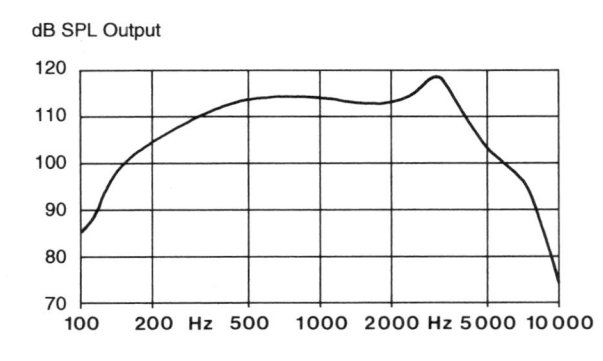

Bild 3.10: Max. Ausgangsschalldruckkurve eines IdO-Gerätes gemessen am 2-ccm-Kuppler

Das Hohlraumvolumen des 2-ccm-Kupplers entspricht nicht dem natürlichen Ohr, es ist zu gross. Dies ergibt vor allem bei Frequenzen ab 1 kHz einen erheblichen Fehler.

Der vom Messmikrophon angezeigte Schalldruck beim 2-ccm-Kuppler wird zu niedrig bewertet.

Aus diesem Grunde wurde 1981 eine neue IEC-Norm mit einem besseren Kuppler vorgestellt. Da das Volumen bzw. die akustische Impedanz etwa dem des natürlichen Ohres entspricht, nennt man diesen Kuppler *Ohrsimulator*. Hersteller ist die Firma Brüel und Kjær (B&K) in Dänemark.
Obwohl der Ohrsimulator schon seit längerer Zeit auf dem Markt ist, gibt es Länder wie z.B. die USA, die nach wie vor den 2-ccm-Kuppler als Standard benutzen (ASA-Norm). Gründe dafür sind die weltweite Anwendung (bei Akustikern), seine reproduzierbaren Ergebnisse und seine einfache Handhabung. Ausserdem ist der 2-ccm-Kuppler gegenüber dem Ohrsimulator bedeutend billiger.

3.1.2 Der Ohrsimulator von B&K (B&K Ear-Simulator)

1971 haben die Mitglieder der Arbeitsgruppe „Artificial Ear for Insert Earphones" der IEC (International Electrotechnical Commission) die folgenden Eigenschaften eines Ohrsimulators als wünschenswert definiert:

– Der Werkstoff soll mechanisch stabil und leicht zu reproduzieren sein.
– Der Simulator soll eine geometrische Ähnlichkeit mit dem Gehörgang haben.
– Der kleinste Messfrequenzbereich soll 80 - 6000 Hz betragen, wenn möglich soll er bis 10 kHz ausgedehnt werden.
– Die gleiche akustische Impedanz wie der entsprechende Mittelwert am menschlichen Ohr ist vorzusehen.
– Das Übertragungsmass der verschiedenen Hörgerätebauarten soll mit dem am Trommelfell gemessenen Mittelwert übereinstimmen.

Ende der siebziger Jahre wurde von der Firma Brüel und Kjær (B&K) ein Ohrsimulator entwickelt, der von der IEC als Standard für Hörgerätemessungen bestimmt wurde. Dies ist 1981 in der neuen IEC-Norm festgehalten worden.

Der Ohrsimulator von B&K (B&K Ear-Simulator)

Hörgerät

Ohrpassstücksimulator für HdO-Geräte

Bezugsmessebene

Ohrsimulator-Gehäuse

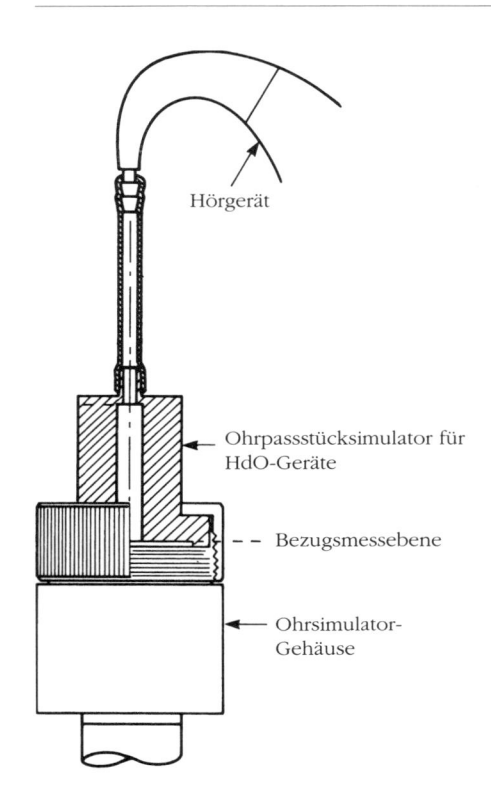

Bild 3.11: B&K Ear-Simulator für HdO-Hörgeräte [3]

Der B&K Ohrsimulator ist hauptsächlich für Messungen von Hörhilfen vorgesehen, die über Schläuche, Stecker usw. mit dem Ohr verbunden sind. Er ist so konstruiert, dass er die IEC- und ANSI-Normentwürfe für Ohrsimulatoren zur Messung von Ohrsteckern erfüllt.

Der Ohrsimulator reproduziert die physikalischen Parameter des menschlichen Ohres sehr genau; bei der Prüfung von Hörgeräten ist die akustische Impedanz der des menschlichen Ohres gut angenähert.

Der Ohrsimulator besteht aus einem Hauptgehäuse, in dem mehrere Ringe so angeordnet sind, dass verschiedene Luftvolumen entstehen, die mit dem Hauptvolumen des Gehäuses durch Luftkanäle verbunden sind. Das Hauptvolumen gleicht in Form und Grösse dem menschlichen Ohr und liefert eine entsprechende Impedanz gegenüber dem zu prüfenden Hörgerät. Das Kondensatormikrophon wird direkt in das Gehäuse des Ohrsimulators geschraubt.

Auch beim Ear-Simulator kann ähnlich wie beim 2-ccm-Kuppler die Anpassung für verschiedene Hörgerätearten modifiziert werden. Die verschiedenen Adapter,

30 Der Ohrsimulator von B&K (B&K Ear-Simulator)

die mit dem Ohrsimulator geliefert werden, ermöglichen die einfache Montage aller Typen von Hörgeräten.

Das Hörgerät ist immer bündig an der Bezugsmessebene des Ohrsimulators anzubringen, um die grösste Reproduzierbarkeit der Messungen zu erhalten.

Der Ohrpassstücksimulator für Aussenhörer und der Ohrpassstücksimulator für HdO-Geräte werden durch den Befestigungsring automatisch richtig angebracht. Bei der Montage von IdO-Geräten ist darauf zu achten, dass ihre Öffnung an der Bezugsebene liegt. Die Bilder 3.11/3.12/3.13 zeigen die Methoden, die verschiedenen Typen von Hörgeräten an den Ohrsimulator mit den mitgelieferten Adaptern anzubringen.

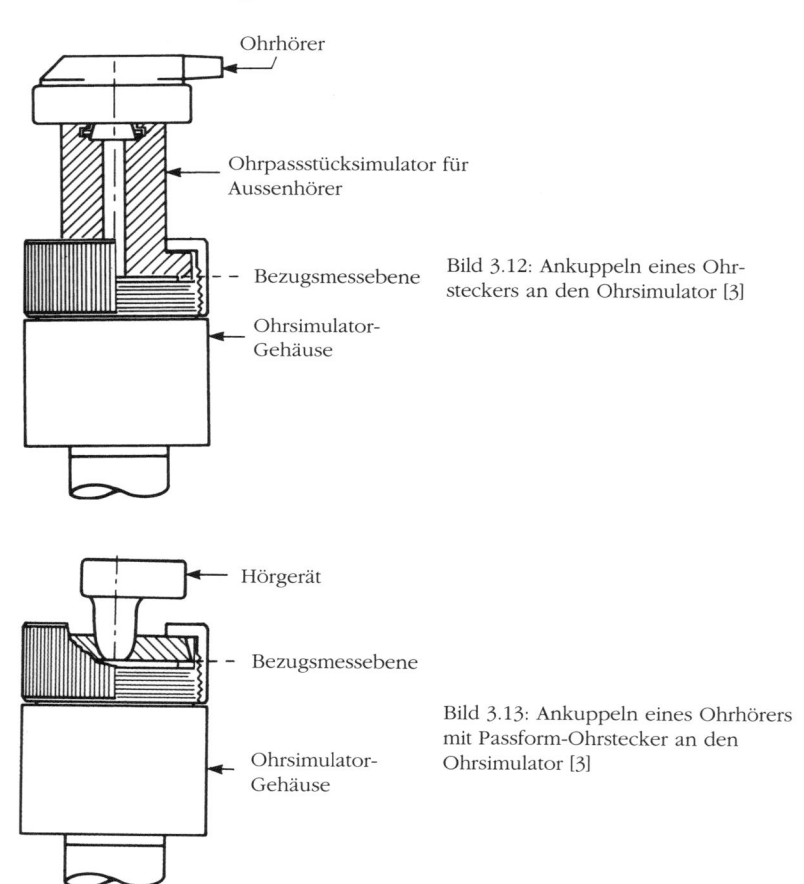

Ohrhörer

Ohrpassstücksimulator für Aussenhörer

Bezugsmessebene

Ohrsimulator-Gehäuse

Bild 3.12: Ankuppeln eines Ohrsteckers an den Ohrsimulator [3]

Hörgerät

Bezugsmessebene

Ohrsimulator-Gehäuse

Bild 3.13: Ankuppeln eines Ohrhörers mit Passform-Ohrstecker an den Ohrsimulator [3]

Kalibrierung

Um mit einem Ohrsimulator (oder 2-cm-Kuppler) genau messen zu können, muss dieser von Zeit zu Zeit kalibriert (geeicht) werden. Dies geschieht am einfachsten mit Hilfe des B&K Pistonphons. Das Pistonphon, welches direkt an den Ohrsimulator angesteckt wird, liefert einen stabilen 250 Hz-Ton von 124 dB SPL. Das Messgerät (Audiometer) muss nun auf diesen 124 dB SPL abgeglichen werden. Bild 3.14 zeigt einen Ohrsimulator mit dem aufgesteckten Pistonphon.

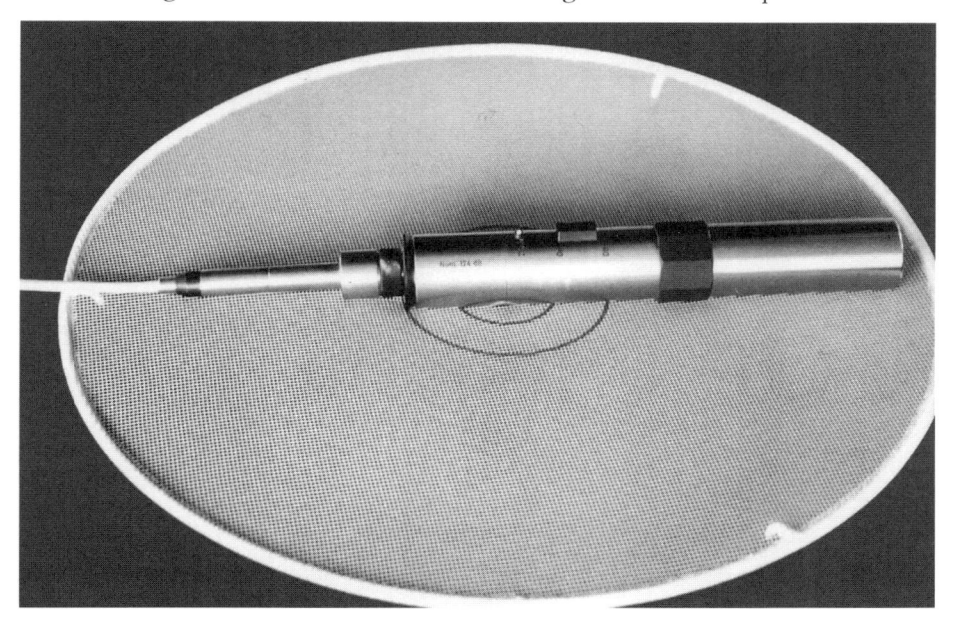

Bild 3.14: Kalibrierung des Ohrsimulators mit dem Pistonphon

Zusammenfassung

Der Ear-Simulator wurde entwickelt, um den komplexen Gehörgang besser nachzubilden als dies mit dem 2-ccm-Kuppler möglich war. Da Ear-Simulatormessungen im Mittel besser mit den wirklichen Ohr-Messungen übereinstimmen als 2-ccm- Kuppler-Messungen, ist dies sicher gelungen. Doch muss man immer bedenken, dass auch der Ear-Simulator (wie jeder andere Kuppler) nur eine Hilfe ist, und die Messung nur ungenau auf ein spezielles Ohr übertragen werden kann. Der Ear-Simulator eignet sich jedoch vorzüglich, um Hörgeräte untereinander vergleichen zu können. Doch dies war auch schon mit dem 2-ccm-Kuppler möglich. Für den Hörgeräteanpasser (Akustiker) ist die parallele Existenz zweier Methoden oft verwirrend – gewisse Hörgeräte werden mit Ear-Simulator und andere mit dem 2-ccm-Kuppler gemessen.

32 Der Ohrsimulator von B&K (B&K Ear-Simulator)

a) Vergleichsmessung eines HdO-Gerätes mit Ear-Simulator und mit 2-ccm-Kuppler.

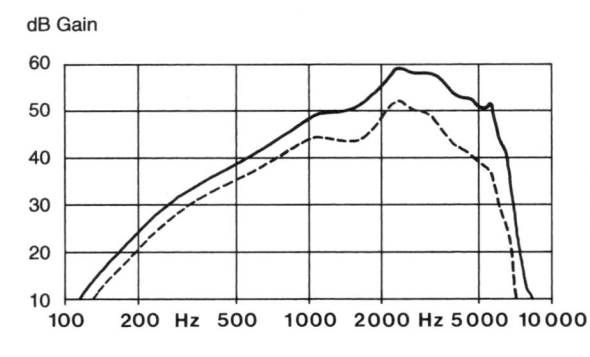

Bild 3.15: Verstärkungskurven eines HdO-Gerätes gemessen am Ear-Simulator und am 2-ccm-Kuppler

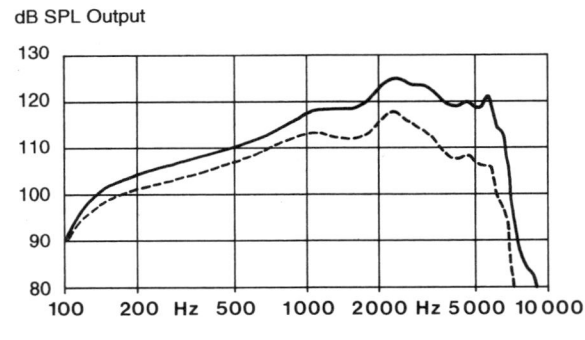

Bild 3.16: Max. Ausgangsschalldruckkurven eines HdO-Gerätes gemessen am Ear-Simulator und am 2-ccm-Kuppler

b) Vergleichsmessung eines IdO-Gerätes mit Ear-Simulator und mit 2-ccm-Kuppler.

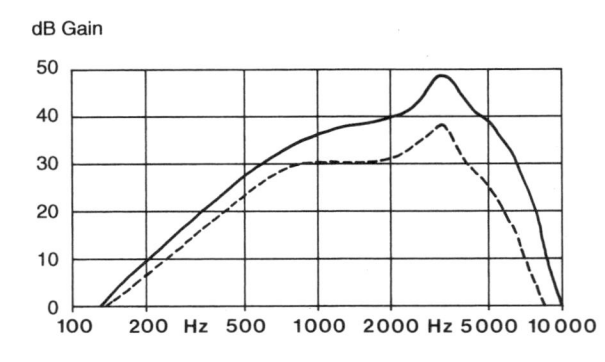

Bild 3.17: Verstärkungskurven eines IdO-Gerätes gemessen am Ear-Simulator und am 2-ccm-Kuppler

Hörgerätemessungen in der Messbox (nach IEC 1983)

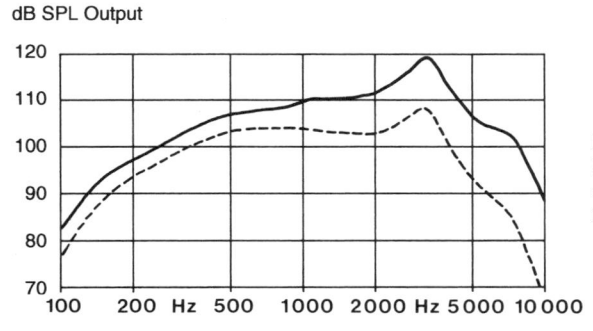

dB SPL Output

[Diagramm: Frequenzgang von 100 Hz bis 10000 Hz, dB SPL Output 70–120]

Bild 3.18: Max. Ausgangsschalldruckkurven eines IdO-Gerätes gemessen am Ear-Simulator und am 2-ccm-Kuppler

Bei den Vergleichsmessungen ist deutlich ersichtlich, dass der Schalldruck im Ear-Simulator um bis zu 10 dB höher ist als im 2-ccm-Kuppler.

Der Frequenzgang eines Hörgerätes wird durch den Ear-Simulator hochtoniger wiedergegeben, als wenn der 2-ccm-Kuppler für die Messung verwendet wird.

Einer der Hauptvorteile des Ear-Simulators ist, dass hohe Frequenzen besser wiedergegeben werden als beim 2-ccm-Kuppler. Die Messunterschiede zwischen Ear-Simulator und 2-ccm-Kuppler sind auch von der Hörgeräte-Bauart (HdO oder IdO) abhängig.

3.2 Hörgerätemessungen in der Messbox (nach IEC 1983 [7])

Max. akustische Verstärkung, Referenz-Test-Verstärkung, max. Schalldruck usw. sind alles spezifische Daten eines Hörgerätes, welche in einer Messbox gemessen werden können. Dieses Kapitel zeigt auf, wie solche Messungen durchgeführt werden müssen und welche Hilfsmittel dafür nötig sind.

Grundlage für diese Messungen ist die neue IEC-Norm 1983 (mit B&K Ear-Simulator).

Weitere Messmöglichkeiten – nach anderen Normen und mit anderen Kupplern (2 ccm) – werden in einem späteren Kapitel [3.4] behandelt. Die für die Messung der akustischen Eigenschaften nötigen Hilfsmittel eines Hörgerätes, sind im Bild 3.19 zusammengestellt.

34 Hörgerätemessungen in der Messbox (nach IEC 1983)

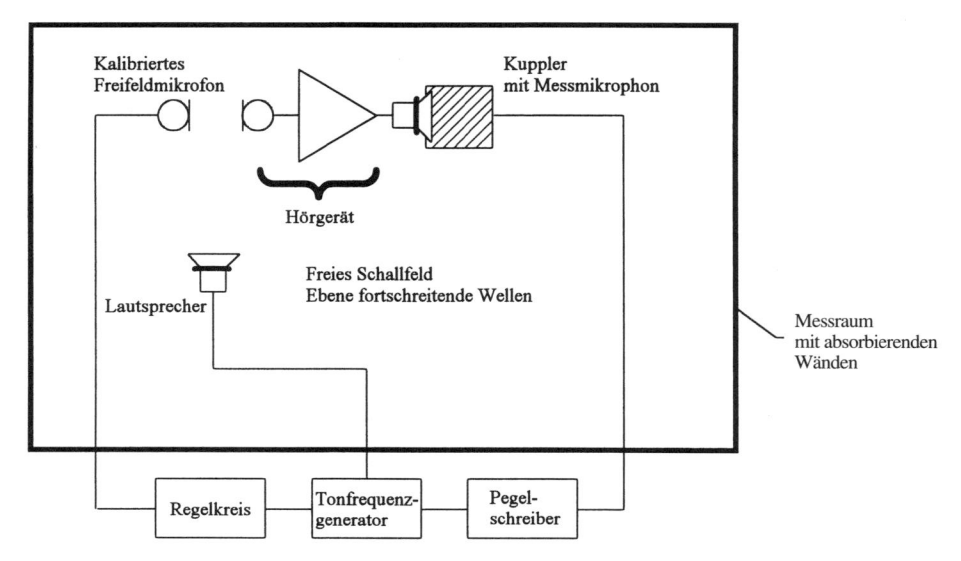

Bild 3.19: Prüfanordnung für Hörgerätemessung

Die Messbox ist mit schallabsorbierenden Wänden ausgekleidet, um Freifeldbedingungen zu erhalten. In der Box befindet sich ein Lautsprecher, der von einem Tonfrequenzgenerator betrieben wird. Wie in Kapitel 3 (S.22/23) schon beschrieben, ist es nun möglich, die Substitutions- oder die Komparationsmethode anzuwenden.

Ich möchte hier die Komparationsmethode beschreiben. Das Hörgerätemikrophon und das Regelmikrophon (auf das freie Schallfeld geeicht) sind nebeneinander, und symetrisch zur Achse der Schallquelle angeordnet. Das Regelmikrophon steuert den Regelkreis und bewirkt am Hörgerätemikrophon einen linearen Frequenzgang gewünschter Stärke. (Vergleiche Bild 3.3 und Bild 3.4.) Das Hörgerät ist am Ohrsimulator (oder Kuppler) angeschlossen. Das Kondensatormikrophon im Ohrsimulator misst den Ausgangsschalldruckpegel und gibt die Messwerte an den Pegelschreiber weiter. Der Papiervorschub des Pegelschreibers und die Frequenzänderung des Generators laufen synchron.

Begriffe

Um ein Hörgerät in der Messbox exakt messen und mit anderen Messungen (z.B. Datenblatt) vergleichen zu können, müssen gewisse Begriffe definiert werden.

Akustische Verstärkung
Die Differenz zwischen dem vom Hörgerät im Ohrsimulator erzeugten Schalldruckpegel und dem am Hörgerätemikrophon gemessenen Schalldruckpegel.

Max. akustische Verstärkung
Die mit dem Hörgerät unter linearen Eingangs-/Ausgangsbedingungen zu erreichende akustische Verstärkung, wenn sich der Verstärkungssteller (Poti) in seiner Endstellung (max.) befindet.

Max. Sättigungsschalldruckpegel
Der grösste mögliche Schalldruckpegel, der von dem Hörgerät im Ohrsimulator erzeugt werden kann.

Ausgangsschalldruckpegel für einen Eingangsschalldruck von 90 dB SPL (OSPL 90 oder SSPL 90)
Der im Ohrsimulator mit einem Eingangsschalldruck von 90 dB SPL erzeugte Schalldruckpegel, wobei sich der Verstärkungssteller in der Endstellung (max.) befindet und die anderen Steller so eingestellt sind, dass die Verstärkung am grössten ist. Abkürzung: OSPL 90 oder SSPL 90.

Bezugs-Prüffrequenz
Die Frequenz, bei der die Bezugs-Prüfeinstellung des Verstärkungsstellers in Relation zum OSPL 90-Wert ermittelt wird.
Die Bezugs-Prüffrequenz muss im Regelfall 1600 Hz betragen. Für bestimmte Hörgeräte, für die eine höhere Bezugs-Prüffrequenz besser geeignet ist (sogenannte Hochton-Hörgeräte), muss die Frequenz 2500 Hz benutzt werden.
In diesem Fall ist dies deutlich im Messbericht anzugeben.

Bezugs-Prüfeinstellung des Verstärkungsstellers
Die Einstellung des Verstärkungsstellers, die bei einem Eingangsschalldruckpegel von 60 dB SPL und der Bezugs-Prüffrequenz einen Ausgangsschalldruckpegel im Ohrsimulator hervorruft, der um (15±1) dB niedriger ist als der OSPL 90-Wert. Erlaubt die verfügbare Verstärkung dies nicht, so sollte die max. Einstellung des Verstärkungsstellers verwendet werden.

Bezugs-Prüfverstärkung
Die akustische Verstärkung des Hörgerätes bei der Bezugs-Prüffrequenz, wenn sich der Verstärkungssteller in der Bezugs-Prüfeinstellung befindet.

Normale akustische Wiedergabekurve
Die akustische Wiedergabekurve, die man bei der Einstellung des Hörgerätes auf die Bezugs-Prüfverstärkung bei einem Eingangsschalldruckpegel von 60 dB SPL erhält.

36 Max. Ausgangsschalldruckpegel (OSPL 90 oder SSPL 90)

Nachdem die Begriffe definiert sind, konzentrieren wir uns auf die Messungen und ihre Methodik.

3.2.1 Max. Ausgangsschalldruckpegel (OSPL 90 oder SSPL 90)

Mit dieser Messung soll die Frequenzkurve des max. Ausgangsschalldruckpegels im Ohrsimulator bestimmt werden.

Ablauf der Messungen

a) Der Verstärkungssteller wird in seine max. Einstellung gebracht. Die anderen Steller werden in die gewünschte Position gebracht.

b) Der Eingangsschalldruckpegel wird auf 90 dB SPL eingestellt.

c) Die Frequenz des Schallsignals wird über den empfohlenen Frequenzbereich von 200 Hz bis 8000 Hz verändert, wobei der Eingangsschalldruckpegel konstant bei 90 dB SPL gehalten wird. Der Schalldruckpegel im Ohrsimulator wird gemessen.

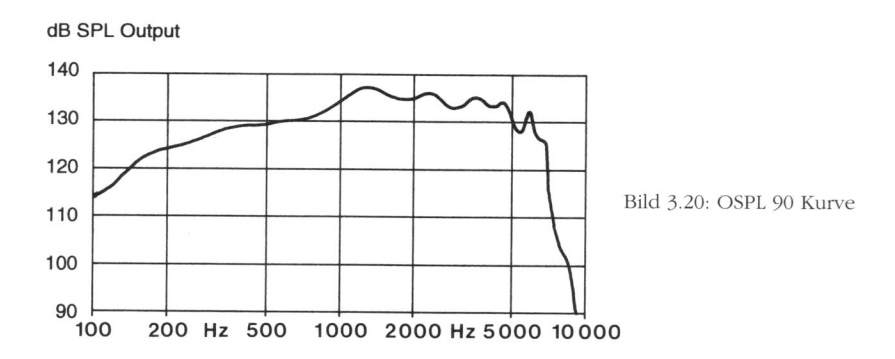

Bild 3.20: OSPL 90 Kurve

3.2.2 Max. Verstärkungskurve

Zweck dieser Messung ist es, die mit dem Hörgerät erreichbare akustische Verstärkung zu bestimmen, wenn sich der Verstärkungssteller in seiner max. Position befindet. Der Ausgangsschalldruckpegel im Ohrsimulator wird bei hinreichend niedrigem Eingangsschalldruckpegel gemessen, um im wesentlichen lineare Eingangs-/Ausgangsbedingungen zu garantieren.

Ablauf der Messungen

a) Der Verstärkungssteller wird in seine max. Einstellung und die anderen Steller in die vorgeschriebenen Positionen gebracht.

b) Der Eingangsschalldruckpegel wird auf 50 dB SPL eingestellt. Es ist darauf zu achten, dass der max. Schalldruck nicht erreicht wird (also lineare Bedingungen). Im wesentlichen lineare Eingangs-/Ausgangsbedingungen gelten als gegeben, wenn bei allen Frequenzen innerhalb des Bereiches von 200 Hz bis 8000 Hz eine Änderung des Eingangsschalldruckpegels um 10 dB eine Änderung des aufgezeichneten Ausgangspegel um (10±1) dB verursacht. Der Eingangsschalldruckpegel muss angegeben werden.

c) Die Frequenzkurve bei grösster Verstärkungseinstellung wird gemessen, indem man die Frequenz des Schallsignals im Frequenzbereich von 200 Hz bis 8000 Hz variiert, wobei der Eingangsschalldruckpegel konstant gehalten wird.

d) Die akustische Verstärkung wird in Abhängigkeit der Frequenz registriert und kann für eine solche angegeben werden.

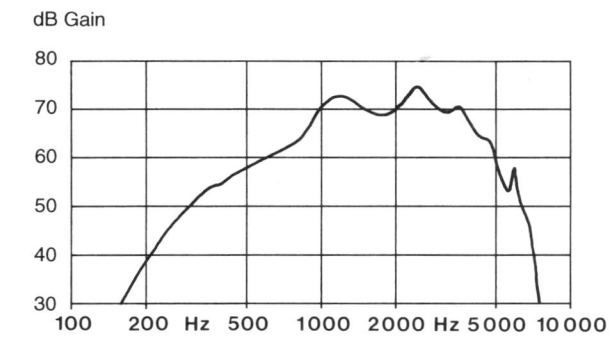

Bild 3.21: Max.Verstärkungskurve

3.2.3 Normale akustische Wiedergabekurve

Zweck dieser Messung ist es, den Frequenzgang eines Hörgerätes ohne akustische (Rückkopplung) oder mechanische (Vibrationen) Probleme zu messen.

Anmerkung: Vergleicht man die Kurvenform der max. Verstärkungskurve mit der normalen akustischen Wiedergabekurve, so können akustische oder mechanische Probleme erkannt werden: Je kleiner die Differenz der Kurvenformen, desto stabiler das Hörgerät.

38 Die Betriebsstromstärke

Ablauf der Messungen

Bild 3.22 zeigt den genauen Ablauf der Messung für die normale akustische Wiedergabekurve.

a) Der Verstärkungssteller wird in die Bezugsprüfeinstellung gebracht, d.h. mit einem Eingangsschalldruckpegel von 60 dB SPL soll die Verstärkung so eingestellt werden, dass der Ausgangsschalldruckpegel bei 1600 Hz um 15±1 dB tiefer ist als der OSPL 90 Wert bei 1600 Hz.

b) Die anderen Steller werden in die Positionen gebracht, welche den breitesten Frequenzbereich ergeben.

c) Mit einem Eingangsschalldruckpegel von 60 dB SPL wird die Hörgerätekurve aufgenommen.

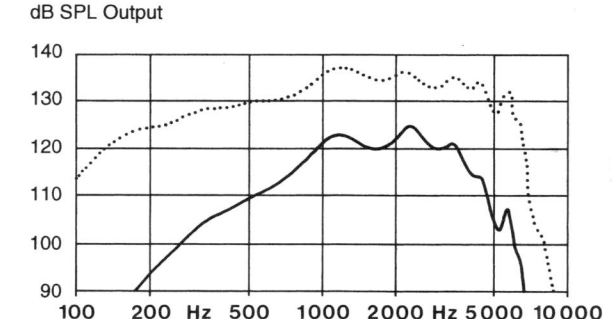

Bild 3.22: Normale akustische Wiedergabekurve

3.2.4 Die Betriebsstromstärke

Zweck dieser Messung ist es, den Stromverbrauch des Hörgerätes in Betrieb zu bestimmen.

Ablauf der Messungen

a) Die Betriebsstromstärke wird bei der Bezugs-Prüffrequenz und bei einem Eingangsschalldruckpegel von 60 dB SPL gemessen, wobei sich der Verstärkungssteller in der Bezugs-Prüfeinstellung befindet.

Das Messsystem für den Gleichstrom muss folgende Eigenschaften haben:
1. Eine Messunsicherheit von weniger als 5 % bei der gemessenen Stromstärke.
2. Einen Gleichstromwiderstand von nicht mehr als $(50/I)\Omega$, wobei I die zu messende Stromstärke in mA ist.
3. Einen Wechselstromwiderstand von nicht mehr als 1 Ω im Frequenzbereich von 20 Hz bis 5000 Hz.

Anmerkung: Ein Verfahren, um die dritte Forderung zu erfüllen, besteht darin, das Strommessgerät mit einem Kondensator der Kapazität 8000 µF zu überbrücken. Der Kondensator sollte jedoch nicht die Batterie oder das Netzgerät überbrücken.

3.2.5 Nichtlineare Verzerrungen

Zweck dieser Messung ist es, die nichtlinearen Verzerrungen des Ausgangsschalldruckes unter bestimmten Bedingungen zu bestimmen. Die nichtlinearen Verzerrungen können beschrieben werden durch

a) den Klirrfaktor

b) die Intermodulationsverzerrungen

In diesem Kapitel werde ich nur auf den Klirrfaktor eingehen.

Der Klirrfaktor

Verzerrungsprodukte werden infolge einer nichtlinearen Übertragungsfunktion bei ganzzahligen Vielfachen der Signalfrequenz erzeugt. Die Klirrfaktorprodukte treten bei den Frequenzen auf, die über der Eingangssignalfrequenz liegen. Bei höheren Frequenzen können die Verzerrungsprodukte aus dem Frequenzbereich des Hörers am Ohrsimulator herausfallen. Daher wird die Nichtlinearität durch diese Messung bei höheren Frequenzen nicht ausreichend dargestellt, (eine bessere Beurteilung der Nichtlinearität in den hohen Frequenzen ist mit den Intermodulationsverzerrungen möglich). Die Klirrfaktorprodukte liefern jedoch für den niedrigeren Frequenzbereich eine geeignete Beschreibung der Nichtlinearität.

Der Klirrfaktor wird mit einem sinusförmigen Eingangssignal der Frequenz f gemessen. Die Verzerrungsprodukte haben die Frequenzen nf, wobei n ganzzahlig ist. Der Gesamtklirrfaktor wird als das Verhältnis des Ausgangsschalldruckes aller Klirrfaktorprodukte zu dem Gesamtausgangsschalldruck definiert und wird in % ausgedrückt.

40 Nichtlineare Verzerrungen

Der Gesamtklirrfaktor wird durch die Formel

$$k = \sqrt{\frac{P_2^2 + P_3^2 + P_4^2 + \ldots}{P_1^2 + P_2^2 + P_3^2 + P_4^2 + \ldots}}$$

beschrieben.

P_1 ist der Schalldruck im Ohrsimulator bei der Grundfrequenz des Signals und P_2, P_3, P_4, ...P_n sind die Schalldrücke der harmonischen Teilschwingungen zweiter, dritter, vierter, ...n-ter Ordnung.

Ablauf der Messungen

a) Der Verstärkungssteller des Hörgerätes wird in die Bezugs-Prüfeinstellung gebracht. Die Positionen der anderen Steller müssen im Messbericht angegeben werden; sie sollten vorzugsweise in Positionen gebracht werden, die den breitesten Frequenzbereich ergeben.

b) Die Frequenz des Schallsignals wird im Frequenzbereich von 200 Hz bis 5000 Hz bei einem Eingangsschalldruckpegel von 70 dB SPL verändert. Die Ausgangsschalldruckpegel werden selektiv bei den einzelnen Obertonfrequenzen nf gemessen oder es wird der Gesamtklirrfaktor bestimmt.
Falls die Wiedergabekurve im Bereich zwischen der Prüffrequenz und der zweifachen Prüffrequenz um 12 dB oder mehr ansteigt, kann auf Verzerrungsprüfungen bei dieser Frequenz verzichtet werden.

c) Der Klirrfaktor wird in Abhängigkeit von der Frequenz des Schallsignals und/ oder in Abhängigkeit vom Eingangsschalldruckpegel aufgezeichnet.

Bild 3.23 zeigt eine Klirrfaktormessung bei der die Oberwellen einzeln (selektiv) gemessen wurden. Die Verzerrungsanteile der einzelnen Oberwellen können so einfach errechnet werden. Soll die Gesamtverzerrung bei einer gewissen Frequenz errechnet werden, so muss nach der Formel für den Klirrfaktor vorgegangen werden.

Nichtlineare Verzerrungen 41

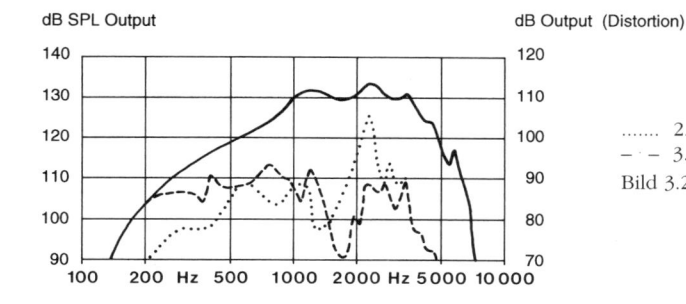

.... 2. Teilschwingung
— · — 3. Teilschwingung
Bild 3.23: Klirrfaktormessung

Anhand von Bild 3.23 soll nun der Klirrfaktor bei 500 Hz berechnet werden.

a) Wie gross ist der Klirrfaktor für die 2. Teilschwingung in % ?
b) Wie gross ist der Klirrfaktor für die 3. Teilschwingung in % ?
c) Wie gross ist der Gesamtklirrfaktor in % ?
Der Klirrfaktor einer Teilschwingung ist gleich seinem Verhältnis zur Grundkurve.

a). Abstand 2. Teilschwingung zur Grundkurve: -14 dB
$k_2 = -14\ dB \rightarrow 0{,}1995 = 20\%$

b). Abstand 3. Teilschwingung zur Grundkurve: -11 dB
$k_3 = -11\ dB \rightarrow 0{,}282 = 28{,}2\%$

c) Um den Gesamtklirrfaktor zu berechnen, müssen die einzelnen Verzerrungsprodukte quadratisch addiert werden.

$$k_{Ges} = \sqrt{k_2^2 + k_3^2} = \sqrt{(0{,}1995)^2 + (0{,}282)^2} = 0{,}345 = 34{,}5\%$$

Bild 3.24 zeigt die Möglichkeit, den Klirrfaktor in Funktion des Eingangsschalldruckpegels darzustellen. Bei dieser Darstellung muss angegeben werden, bei welcher Frequenz gemessen wurde.

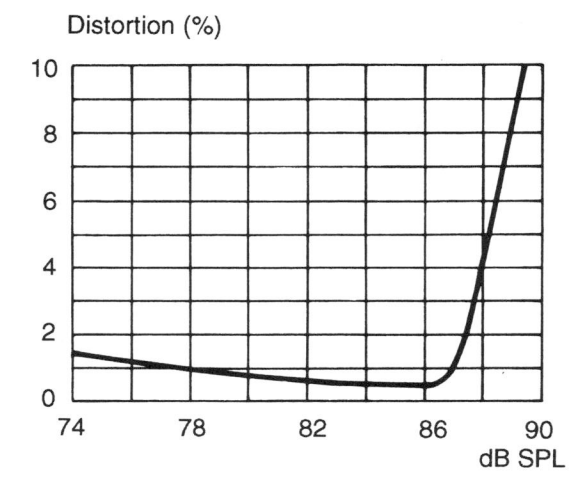

Bild 3.24: Klirrfaktor in Funktion des Eingangsschalldruckpegels bei 1000 Hz

3.2.6 Das Eigenrauschen

Das im Hörgerät erzeugte Eigenrauschen kann auf einfache Weise gemessen werden. Bei diesem Verfahren wird das im Hörgerät erzeugte Eigenrauschen als äquivalenter Eingangsschalldruckpegel des Eigenrauschens ausgedrückt. Der Schalldruckpegel von Umgebungsgeräuschen im Prüfraum muss hinreichend tief sein.

Ablauf der Messungen

a) Der Verstärkungssteller des Hörgerätes wird annähernd in die Bezugs-Prüfeinstellung gebracht. Für diese Messung ist eine genaue Justierung des Verstärkungsstellers nicht erforderlich. Die Positionen der anderen Steller müssen im Messbericht angegeben werden. Auch hier sollten die Steller so eingestellt werden, dass sich das Hörgerät in der breitbandigsten Stellung befindet.

b) Der vom Hörgerät im Ohrsimulator erzeugte Ausgangsschalldruckpegel L_S wird bei der Bezugs-Prüffrequenz gemessen, wobei das Gerät mit einem sinusförmigen Prüfsignal des Schalldruckpegels L_1 = 60 dB SPL beschallt wird.

Anmerkung: Bei Hörgeräten mit einer automatischen Verstärkungsregelung (AGC) kann ein Eingangsschalldruckpegel von 60 dB SPL zu hoch sein. Er sollte auf einen niedrigeren Pegel herabgesetzt werden, der im wesentlichen lineare Eingangs-/Ausgangsbedingungen garantiert. In diesem Fall sollte der Eingangsschalldruckpegel angegeben werden.

Eigenrauschen

c) Das Prüfsignal wird abgeschaltet und der vom Eigenrauschen hervorgerufene Schalldruckpegel L_2 im Ohrsimulator gemessen. Um festzustellen, dass die Pegel von Umgebungsgeräuschen im Ohrsimulator und des Eigenrauschens des Ohrsimulatormikrophonsystems ausreichend niedrig sind, sollte das Hörgerät abgeschaltet werden. Der gemessene Schalldruckpegel des Rauschens sollte dann um mindestens 10 dB abnehmen.

d) Der äquivalente Eingangsschalldruckpegel des Eigenrauschens L_N wird wie folgt berechnet:

$$L_N = L_2 - (L_S - L_1)$$

Dabei ist:
L_2 der Schalldruckpegel im Ohrsimulator, wie in c) gemessen
L_S der Schalldruckpegel im Ohrsimulator bei der Bezugs-Prüffrequenz, wie in b) gemessen
L_1 der Eingangsschalldruckpegel bei der Bezugsprüffrequenz (im allgemeinen 60 dB SPL)

In Bild 3.25 ist eine Hörgerätekurve dargestellt, welche nach den Messbedingungen für das Eigenrauschen gemessen wurde, (oberhalb 8000 Hz kann direkt der Rauschpegel (L_2) des Hörgerätes abgelesen werden).

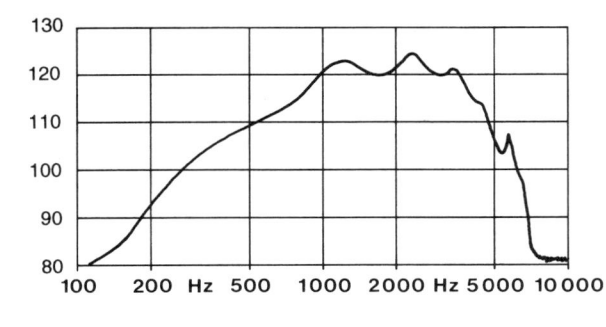

Bild 3.25: Rauschmessung eines Hörgerätes

Beispiel: $L_N = L_2 - (L_S - L_1) = 81 dBSPL - (120 dBSPL - 60 dBSPL)$; $L_N = 21 dBSPL$

44 Die Telephonspulenmessung

3.2.7 Die Telephonspulenmessung

Um eine Telephonspule in einem Hörgerät messen zu können, muss eine Stromschleife zur Erzeugung eines magnetischen Feldes von 10 mA/m vorhanden sein. Die magnetische Feldstärke muss im Frequenzbereich von 100 Hz bis 10 kHz konstant sein. Eine Feldstärke von 10 mA/m entspricht einem akustischen Schalldruckpegel von 50 dB SPL. Bei der Aufzeichnung der max. induktiv-akustischen Frequenzkurve wird der Verstärkungssteller auf max. gestellt.

Messaufbau

Bild 3.26 zeigt den Messaufbau einer Telephonspulenmessung eines Hörgerätes.

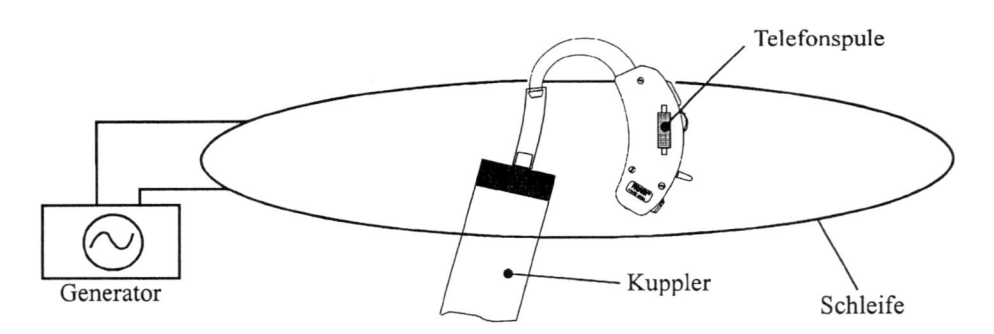

Bild 3.26: Telephonspulenmessung

Der Telephonspulenfrequenzgang sollte möglichst identisch zur akustischen Verstärkungskurve sein. In verschiedenen Ländern gibt es Normen, wie weit der Telephonspulenfrequenzgang vom akustischen Frequenzgang abweichen darf. Da vor allem in den skandinavischen Ländern die Anwendung der Telephonspule (durch Ringleitungen in fast allen öffentlichen Gebäuden) sehr unterstützt wird, sind auch in diesen Ländern die Normen sehr streng. In der Schweiz gibt es keine Bestimmungen über die Abweichung des Telephonspulenfrequenzganges vom akustischen Frequenzgang.
Bild 3.27 zeigt eine Vergleichsmessung zwischen akustischem Frequenzgang und Telephonspulenfrequenzgang. Wie deutlich zu sehen ist, besitzt die Telephonspule bei tiefen Frequenzen eine kleinere Empfindlichkeit gegenüber dem Mikrophon. Der Grund dafür ist in der Physik der Induktivitäten zu suchen:

Die Grösse der Spannung, welche von einer Spule induziert wird, ist frequenzabhängig d.h. je grösser die Frequenz, desto grösser die induzierte Spannung.

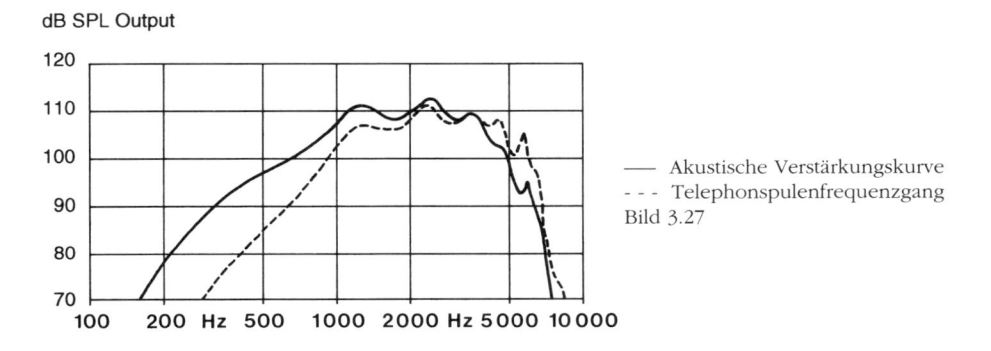

—— Akustische Verstärkungskurve
--- Telephonspulenfrequenzgang
Bild 3.27

3.2.8 Messung von Hörgeräten mit AGC-Schaltungen

Diese Messung kann für jedes Hörgerät beliebiger Bauart mit automatischer Verstärkungsregelung (Automatic Gain Control = AGC) verwendet werden. Die Norm gilt für Vorrichtungen zur Kompression und/oder zur Begrenzung des verstärkten Eingangssignals in Bezug auf seine Hüllkurve sowie für Vorrichtungen zur Regelung des mittleren Langzeit-Ausgangspegels.

a) Automatische Verstärkungsregelungen werden angewendet, um das Schallsignal am Ausgang zu komprimieren oder dessen Dynamikbereich zu verringern, ohne dabei die Kurvenform des Eingangssignals zu verändern.

b) Automatische Verstärkungsregelungen werden oft anstelle von Vorrichtungen zur Spitzenbeschneidung (PC) für Begrenzungszwecke eingesetzt.

Eine Begrenzungswirkung tritt ein, wenn die Eingangspegel-/Ausgangspegel-Kennlinie bei höheren Eingangspegeln flacher wird. Eine Begrenzung wird hauptsächlich angewandt, um das Ohr des Hörgerätebenützers vor übermässig hohen Ausgangsschalldruckpegeln zu schützen.

Begriffe

Automatische Verstärkungsregelung (AGC)
Eine Vorrichtung, mit der die Verstärkung als Funktion der Amplitude der Hüllkurve des Eingangssignals oder anderer Signalparameter automatisch geregelt wird.

46 Messung von Hörgeräten mit AGC-Schaltungen

Eingangspegel-/Ausgangspegel-Diagramm für den eingeschwungenen Zustand
Das Diagramm, das den Ausgangsschalldruckpegel als Funktion des Eingangsschalldruckpegels - beide in dB auf identischen linearen Skalen angegeben - für eine feste Frequenz darstellt (Bild 3.28).

Schwellenpegel (Kniepunkt) der automatischen Verstärkungsregelung
Der Eingangsschalldruckpegel am Hörgerät, der eine Verstärkungsminderung von 2 dB±0,5 dB gegenüber der Verstärkung im linearen Bereich hervorruft (Bild 3.28).

Kompressionsverhältnis (in einem angegebenen Bereich des Eingangsschalldruckpegels)
Das Verhältnis zwischen der Differenz zweier Eingangsschalldruckpegel in dB und der Differenz der entsprechenden Ausgangsschalldruckpegel in dB für den eingeschwungenen Zustand (Bild 3.28).

Dynamische Ausgangscharakteristik
Die Hüllkurve des Ausgangsschalldruckes, dargestellt als Funktion der Zeit, für ein Eingangsschallsignal mit festgelegter Frequenz und festgelegtem Pegel, das von einem Rechteck-Impuls mit einer festgelegten Impulsamplitude moduliert wird (Bild 3.29).

Einschwingzeit
Das Zeitintervall zwischen dem Zeitpunkt, an dem der Eingangssignalpegel plötzlich um eine festgelegte Pegelstufe erhöht wird und dem Zeitpunkt, an dem sich der Ausgangsschalldruckpegel des mit einer automatischen Verstärkungsregelung ausgestatteten Hörgerätes dem erhöhten Pegel im eingeschwungenen Zustand bis auf ±2 dB angenähert hat (Bild 3.29).

Einschwingzeit für den normalen Sprachpegelbereich
Die Einschwingzeit, wenn der anfängliche Eingangsschalldruckpegel 55 dB SPL und die Erhöhung des Eingangsschalldruckpegels 25 dB beträgt.

Ausschwingzeit
Das Zeitintervall zwischen dem Zeitpunkt, an dem der festgelegte Eingangssignalpegel plötzlich um eine festgelegte Pegelstufe herabgesetzt wird, nachdem der Verstärker mit der automatischen Verstärkungsregelung zuvor den eingeschwungenen Zustand bei erhöhtem Eingangssignal erreicht hatte, und dem Zeitpunkt, an dem der Ausgangsschalldruckpegel des Hörgerätes sich dem niedrigeren Pegel im eingeschwungenen Zustand wieder bis auf ±2 dB angenähert hat (Bild 3.29).

Messung von Hörgeräten mit AGC-Schaltungen 47

Ausschwingzeit für den normalen Sprachbereich
Die Ausschwingzeit, wenn der anfängliche Eingangsschalldruckpegel 80 dB SPL und die Abnahme des Eingangsschalldruckpegels 25 dB beträgt.

Messungen

Ein-/Ausgangspegel Diagramm (Ein-/Ausgangscharakteristik) für den eingeschwungenen Zustand.
Das Hörgerät wird auf max. Verstärkung eingestellt. Danach wird bei einem Eingangssignal der Frequenz f = 1600 Hz und einem Schalldruckpegel von 40 dB SPL der Ausgangspegel gemessen und im Diagramm eingetragen. Der Eingangsschalldruckpegel wird nun in Schritten von 10 dB oder 5 dB bis auf 100 dB SPL erhöht, die jeweiligen Ausgangsschalldrücke gemessen und ebenfalls im Diagramm eingetragen (Bild 3.28).

$$\text{Kompressionsverhältnis} = \frac{\text{Eingangsschalldruckpegel-Differenz}}{\text{Ausgangsschalldruckpegel-Differenz}}$$

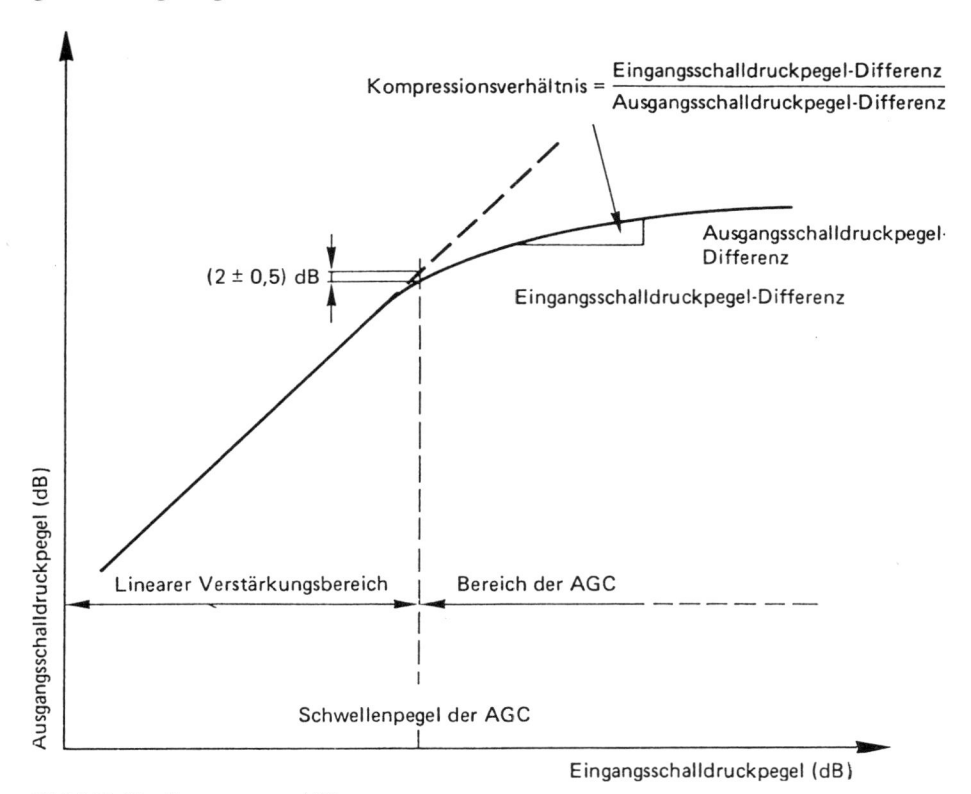

Bild 3.28: Ein-/Ausgangspegel-Diagramm

Ein-/Ausschwingzeiten

Der Verstärkungssteller wird in seine Endstellung (max.) gebracht und das Hörgerät mit einem Eingangssignal der Frequenz 1600 Hz (oder 2500 Hz, wenn sinnvoll) und einem Schalldruckpegel von 55 dB SPL beschallt. Jede vorhandene, auf die Verstärkungsregelungs-Schleife folgende Verstärkungs-Einstellmöglichkeit muss so justiert sein, dass keine Übersteuerung des Hörgerätes eintritt. Dieses Signal wird von einem Rechteckimpuls so moduliert, dass sich der Eingangspegel um 25 dB erhöht. Die Impulsbreite muss mindestens um den Faktor 5 grösser sein als die zu messende Einschwingzeit. Wenn das Gerät mit mehreren aufeinanderfolgenden Impulsen beschallt wird, muss das Intervall zwischen zwei Impulsen mindestens um den Faktor 5 grösser sein, als die längste zu messende Ausschwingzeit.

Anmerkung: Der Lautsprecher und die Messmittel müssen weitgehend von Ein- und Ausschwingvorgängen frei sein, damit die Prüfergebnisse nicht merklich beeinflusst werden.

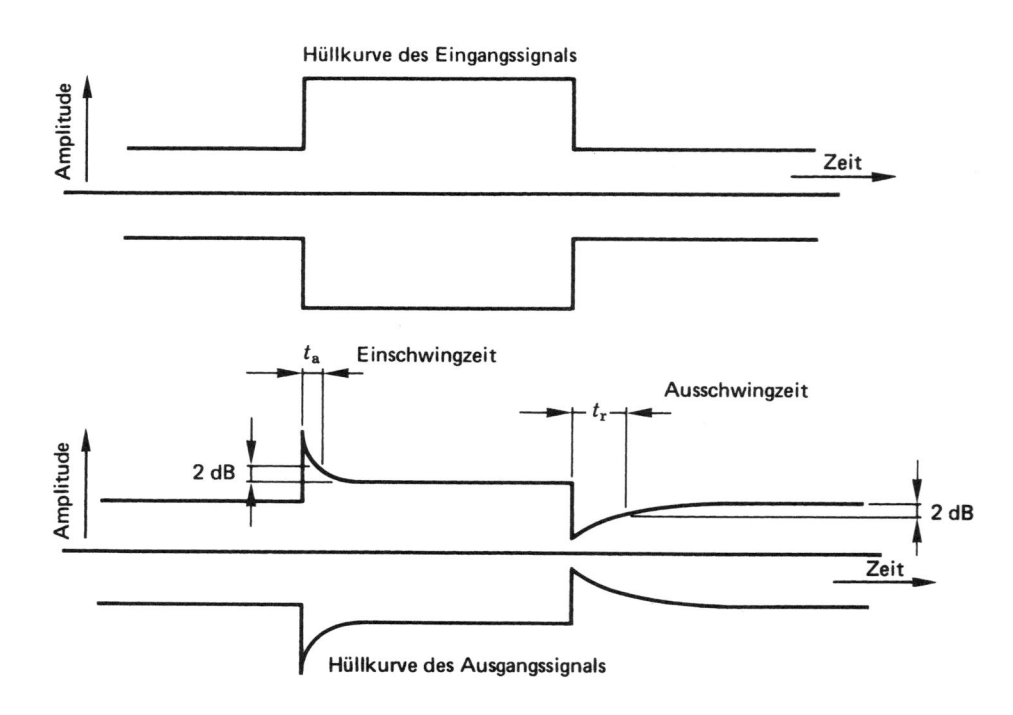

Bild 3.29: Dynamische Ausgangscharakteristik eines Hörgerätes mit AGC

Beispiel einer AGC-Messung

a) Einschwingzeit bei einem 55-80 dB SPL Sprung

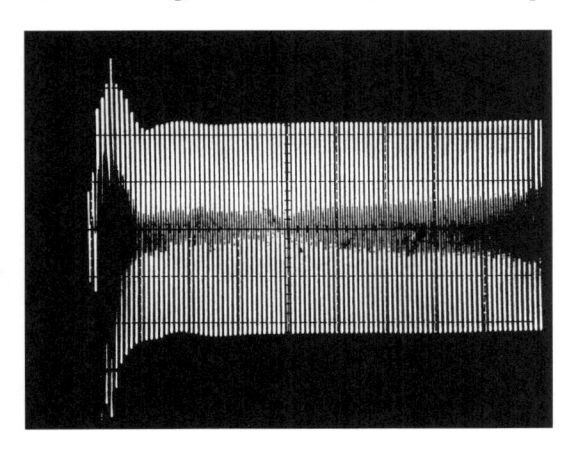

Zeit: 5 ms/Div.
Bild: 3.30: Messung der Einschwingzeit ($\approx$ 5 ms)

b) Ausschwingzeit bei einem 80-55 dB SPL Sprung

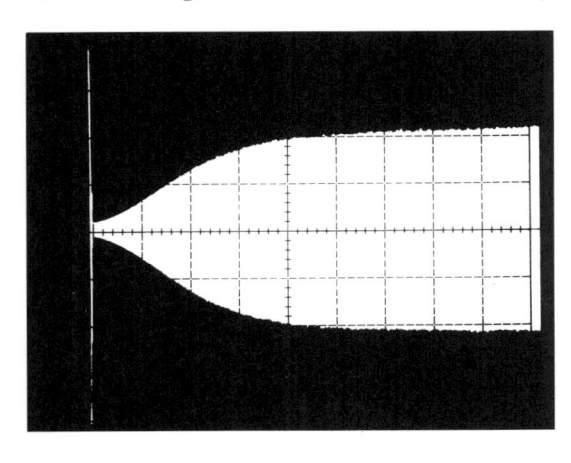

Zeit: 50 ms/Div.
Bild 3.31: Messung der Ausschwingzeit ($\approx$ 200 ms)

3.2.9 Messung von Hörgeräten mit Direktional-Mikrophon

Im Gegensatz zu Hörgeräten mit Omni-Direktional-Mikrophonen (Kugelcharakteristik), bei welchen die Lage des Hörgerätes in der Messbox keine grosse Rolle spielt, muss bei Hörgeräten mit Direktional-Mikrophonen (Richtcharakteristik) eine spezielle Messanordnung eingehalten werden.

1. Um gültige Messwerte zu erhalten, müssen Hörgeräte mit Direktional-Mikrophonen im freien Schallfeld gemessen werden. Werden Messungen in zu kleinen Räumen (z.B. in einer üblichen Messbox) gemacht, so können Abweichungen in den tiefen Frequenzen (<500 Hz) auftreten. Bild 3.32 zeigt diese Abweichung in den tiefen Frequenzen.

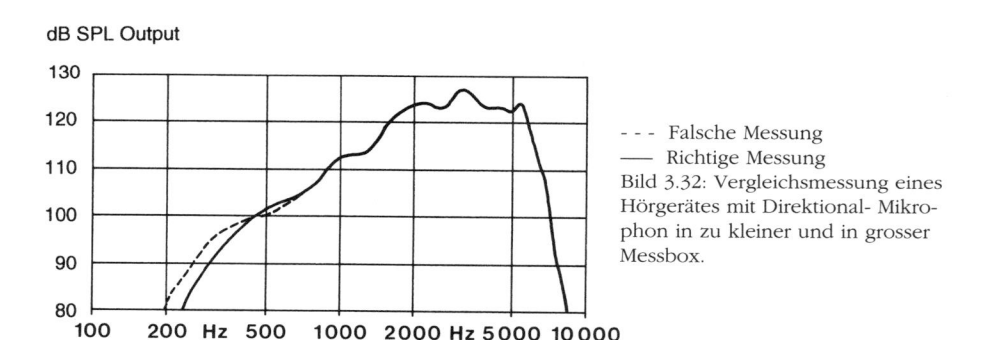

- - - Falsche Messung
—— Richtige Messung

Bild 3.32: Vergleichsmessung eines Hörgerätes mit Direktional- Mikrophon in zu kleiner und in grosser Messbox.

2. Die vordere und die hintere Schalleintrittsöffnung müssen in der Lautsprecherachse liegen. Die Achse des Kontrollmikrophons (bei der Komparationsmethode) muss in der Bezugsebene liegen (siehe Bild 3.33).

Messung von Hörgeräten mit Direktional-Mikrophon 51

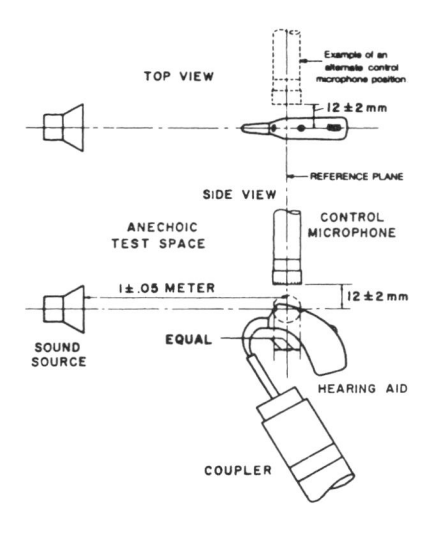

Bild 3.33: Hörgeräte-Anordnung mit Direktional-Mikrophon nach ANSI-Norm [1]

Bild 3.34 zeigt eine korrekte Anordnung eines Hörgerätes mit Direktional-Mikrophon in einer Messbox mit der Schallquelle (Lautsprecher) im Boxendeckel. Befindet sich der Lautsprecher unterhalb der Prüfebene, so muss das Gerät um 180° gedreht werden.

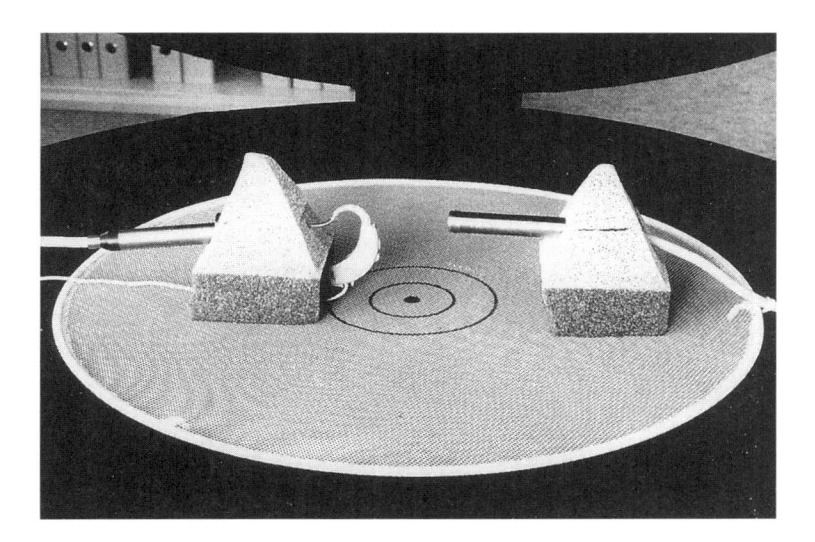

Bild 3.34: Messanordnung eines Hörgerätes mit Direktional-Mikrophon

52 *Messung von Hörgeräten mit Direktional-Mikrophon*

3. Wird ein Hörgerät mit Direktional-Mikrophon falsch in der Messbox angeordnet (z.B. liegend, was einem Schalleintritt von der Seite entspricht), ergibt sich infolge der Richtcharakteristik des Mikrophons eine Dämpfung. Die gemessene Verstärkung des Hörgerätes ist niedriger als der effektive Wert.

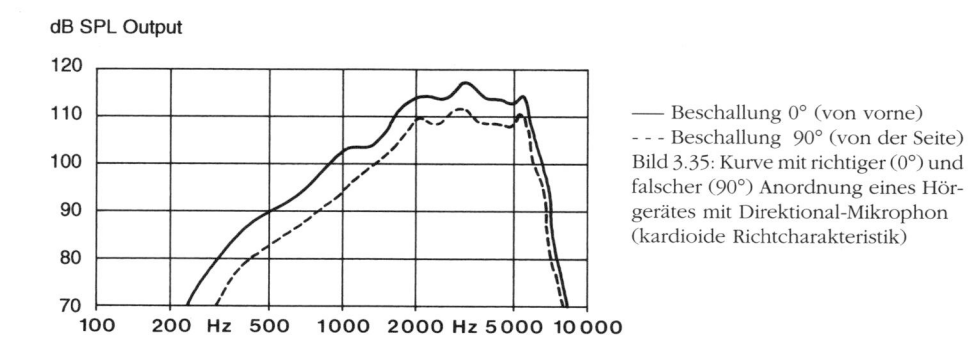

—— Beschallung 0° (von vorne)
- - - Beschallung 90° (von der Seite)
Bild 3.35: Kurve mit richtiger (0°) und falscher (90°) Anordnung eines Hörgerätes mit Direktional-Mikrophon (kardioide Richtcharakteristik)

Wird ein Hörgerät mit Direktional-Mikrophon in der Messbox gemessen, ist es interessant, seine Richtwirkung zu überprüfen. Zu diesem Zweck wird bei der ersten Messung das Gerät von vorne beschallt, bei der zweiten Messung erfolgt die Beschallung von hinten. Bild 3.36 zeigt eine solche Messung, bei welcher die Richtcharakteristik des Mikrophons ein Kardioid (Nierencharakteristik) darstellt.

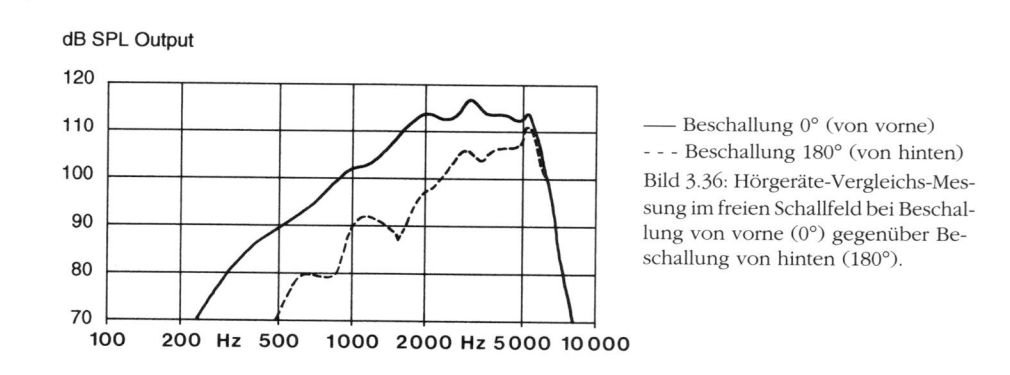

—— Beschallung 0° (von vorne)
- - - Beschallung 180° (von hinten)
Bild 3.36: Hörgeräte-Vergleichs-Messung im freien Schallfeld bei Beschallung von vorne (0°) gegenüber Beschallung von hinten (180°).

3.3 Messung am KEMAR

Werden Hörgeräte in einer Messbox gemessen, so können die Messwerte z.B. zur Qualitätsbestimmung untereinander verglichen werden. Aussagen über das Verhalten des Hörgerätes am Kopf des Benutzers, können jedoch nur schlecht gemacht werden. Insbesondere dann, wenn es sich um Hörgeräte verschiedener Bauart handelt. Die Messergebnisse berücksichtigen weder die Bauart des Hörgerätes (HdO-Gerät – Mikrophon oberhalb des Ohres/IdO-Gerät – Mikrophon in der Ohrmuschel), noch die akustische Veränderung der Schallwellen, die auf Grund des Kopfschattens entstehen. Auch wird die Resonanz des Gehörganges bei einer Kuppler- (oder Ohrsimulator-) Messung nicht berücksichtigt.

Um all diese akustischen Veränderungen beim Tragen eines Hörgerätes schon in der Hörgerätemessung (insbesondere bei der Hörgeräte-Entwicklung) miteinbeziehen zu können, wurde eine menschliche Nachbildung hergestellt. Der Kopf der Nachbildung enthält Ohrsimulatoren. Die Ohrsimulatoren sind am Ende der künstlichen Gehörgänge angebracht; die Messungen entsprechen also dem Schalldruck am Trommelfell. Um die gleiche Schallfeldstruktur im Ohrsimulator wie in Wirklichkeit zu erhalten, mussten ein grosser Teil des Oberkörpers und der Arme nachgebildet werden. Diese menschliche Puppe wurde von der Firma „Knowles" entwickelt. Man nennt die Puppe KEMAR (=Knowles Elektronic Manikin for Acoustical Research).

Diese Nachbildung wurde aus dem Durchschnitt von über 4000 Männern abgeleitet. Da nicht alle Einzelmasse des menschlichen Ohres statistisch erfasst waren, wurden die bisher nicht bekannten Mittelwerte einzelner Partien an 12 männlichen und 12 weiblichen Personen gewonnen. Die Mittelwerte wurden für die Nachbildung der Ohrmuschel und der Ohrkanalresonanz des KEMAR benutzt.

In Bild 3.37 sieht man den Kopf und einen Teil des Oberkörpers. Der KEMAR ist auf einem Drehtisch montiert, der für Polardiagramme verwendet wird. Die zweite Abbildung zeigt das Innere des Kopfes mit dem B&K Ohrsimulator. Um für Forschungszwecke flexibel zu sein, lassen sich die Ohrmuscheln auswechseln (z.B. durch kleinere ersetzen) und den Kopf gegenüber dem Oberkörper drehen.

54 Die Ohrkanalresonanz des KEMAR

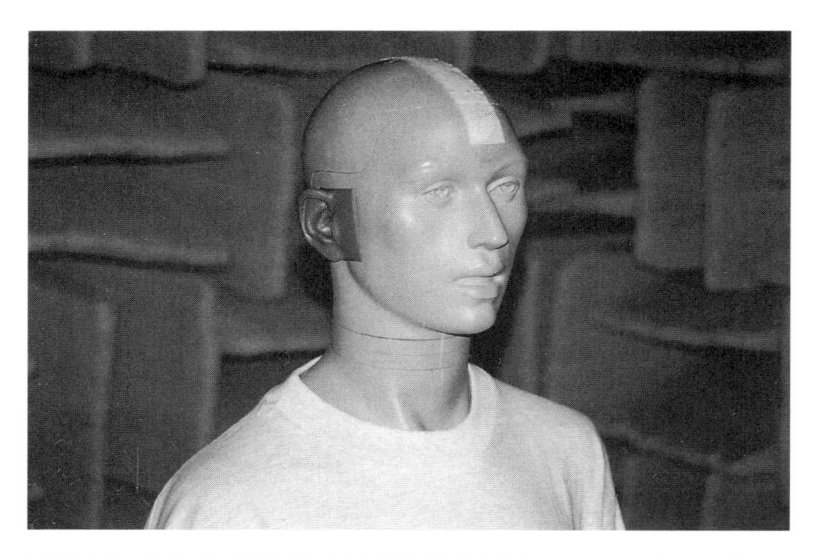

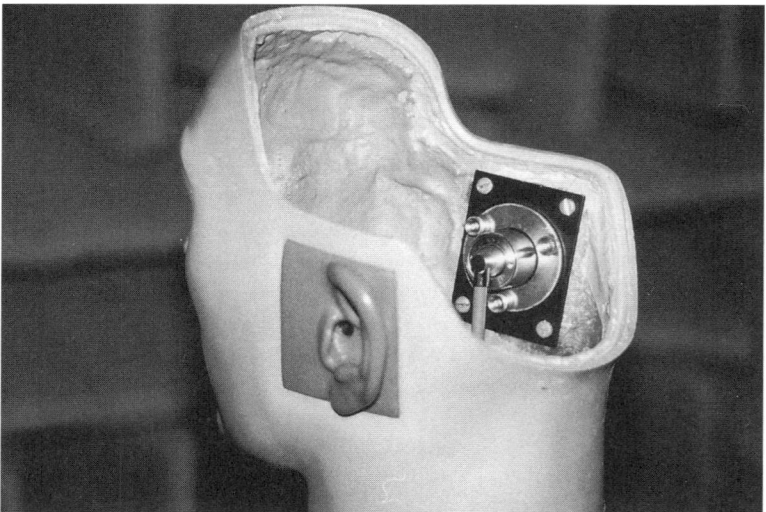

Bild 3.37: Körpernachbildung KEMAR

3.3.1 Die Ohrkanalresonanz des KEMAR

In Bild 3.38 ist die offene Ohrkanalresonanz des KEMAR dargestellt. Es ist deutlich die Überhöhung von ca. 15 dB bei 2,5 kHz zu erkennen. Um diese offene Ohrkanalresonanz zu messen, wird der KEMAR in ein freies Schallfeld gestellt. Mittels Ohrsimulator wird der Schalldruck am „Trommelfell" gemessen.

Bild 3.38: Offene Gehörgangs-
resonanz des KEMAR

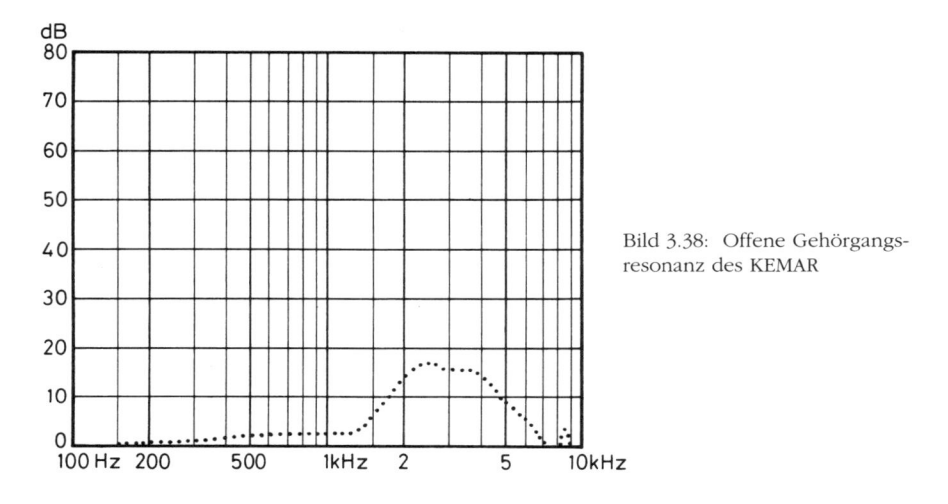

3.3.2 In-Situ-Messung und Insertion Gain

Wird nun ein HdO-Gerät mit Otoplastik oder ein IdO-Gerät an den KEMAR angebracht, so misst der Ohrsimulator am Ende des Gehörganges den vom Hörgerät erzeugten Schalldruck. Diese Messung wird In-Situ-Verstärkung genannt.

Durch das Verschliessen des Gehörganges durch die Otoplastik oder durch das IdO-Gerät, geht die Ohrkanalresonanz verloren. Dieser Verlust muss das Hörgerät noch zusätzlich kompensieren; d.h. um die effektive Verstärkung des Hörgerätes zu erhalten, muss die offene Ohrkanalresonanz von der In-Situ-Verstärkung abgezogen werden. Diese „effektive Verstärkung" wird Insertion Gain genannt. Diese Begriffe beziehen sich nicht nur auf KEMAR-Messungen, sondern auch auf die Hörgeräte-Anpassung.

In-Situ-Verstärkung — offene Ohrkanalresonanz = Insertion Gain

Bild 3.39 zeigt die drei Kurven einer Hörgerätemessung am KEMAR. Die Messung zeigt ein IdO-Gerät.

56 *Messung eines Polardiagrammes*

- - - In-Situ-Messung
.... Offene Ohrkanalresonanz
—— Insertion Gain (Differenz zwischen Kurve - - - und ....)

Bild 3.39: Insertion Gain am KEMAR

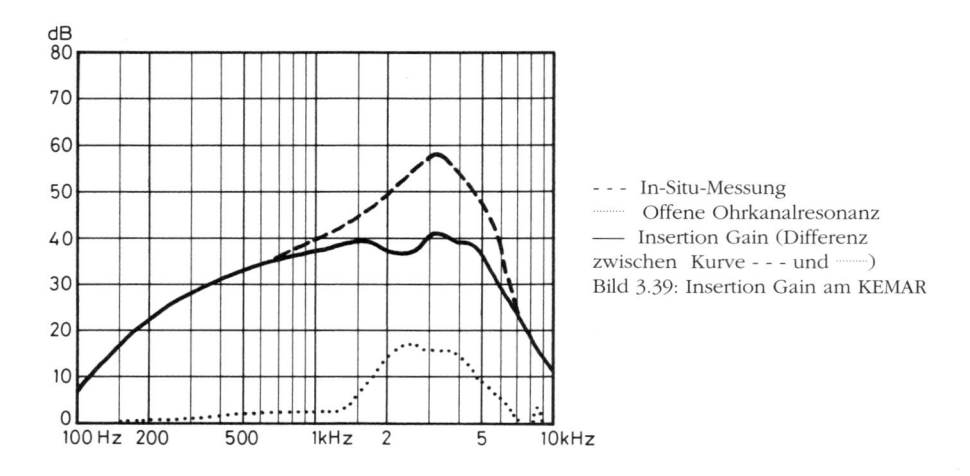

3.3.3 Messung eines Polardiagrammes

Mit dem KEMAR auf dem Drehtisch ist es nun möglich, die Richtcharakteristik eines Hörgerätes aufzunehmen. Ebenso lässt sich der Einfluss des Kopfes (Kopfschatten) bei einem Hörgerät mit Omnidirektional-Mikrophon messen.

Ablauf der Messungen

Mit einer festen Frequenz (z.B. 500 Hz, 1000 Hz oder 2000 Hz) wird das Hörgerät am KEMAR beschallt. Während der Messung dreht sich der KEMAR einmal um die eigene Achse. Der Schalldruck (Verstärkung) wird in Funktion des Drehwinkels aufgezeichnet. Eine solche Messkurve nennt man Polardiagramm.

Bild 3.40 zeigt ein Polardiagramm am KEMAR ohne Hörgerät. Man sieht, welchen Einfluss der Kopf und die Ohrmuschel auf verschiedene Frequenzen aus mehreren Richtungen haben.

Bemerkung: Hohe Frequenzen werden durch den Kopf viel stärker beeinflusst als tiefe Frequenzen.

Messung eines Polardiagrammes 57

——— 1 kHz
- - - 2 kHz
········ 4 kHz
Bild 3.40: Polardiagramm am KEMAR ohne Hörgerät

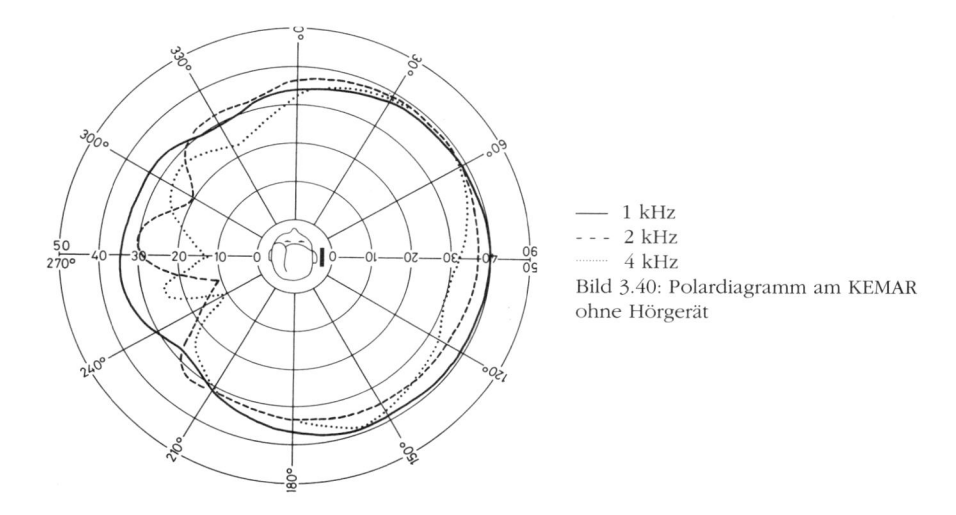

Bild 3.41 zeigt ein Polardiagramm eines HdO-Gerätes mit Richtmikrophon. Man sieht, dass Schallereignisse von hinten um bis zu 20 dB abgedämpft werden. Die Hauptwirkung (Störschallunterdrückung) von Hörgeräten mit Richtmikrophon, ist die Abdämpfung von Schallereignissen von hinten.

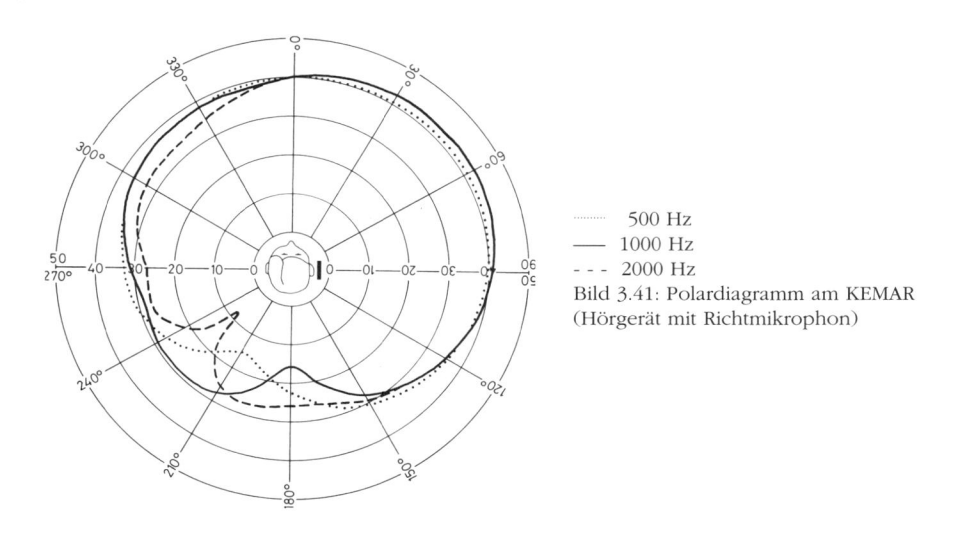

········ 500 Hz
——— 1000 Hz
- - - 2000 Hz
Bild 3.41: Polardiagramm am KEMAR (Hörgerät mit Richtmikrophon)

3.4 Die Mess-Normen

Normen werden erstellt, um nach einer einheitlichen Methode Aussagen über die Eigenschaften eines Produktes zu machen. Der Hörgerätehersteller möchte einerseits sein Produkt möglichst umfassend beschreiben; der Akustiker andererseits wünscht sich eine möglichst einfache Norm, deren Bedingungen er, ohne nachschlagen zu müssen, kennt. Gleichzeitig sollte die Norm für Anwender möglichst praxisgerechte Messmethoden zu Grunde legen, im Gegensatz dazu steht die Problematik möglichst einfacher und reproduzierbarer Messmethoden. Ich werde in diesem Abschnitt all jenen eine Hilfestellung bieten, welche die verschiedenen Normen nicht präsent haben, trotzdem aber Daten verschiedener Hersteller vergleichen möchten.

3.4.1 Die IEC-Norm (1983) – siehe Kapitel [3.2]

Nachdem ich im Kapitel [3.2] ausführlich auf die IEC-Norm (1983) eingegangen bin, möchte ich in diesem Kapitel nicht mehr darauf zurückkommen.

3.4.2 Die ASA-Norm (1987) [1]

Die ASA-Norm (Acoustical Society of Amerika) und die IEC-Norm sind die wichtigsten Normen welche heute auch weit verbreitet sind. Die ASA-Norm wird unter anderem in Amerika und Australien angewendet. Messungen nach der ASA-Norm werden mit dem 2-ccm-Kuppler durchgeführt. In diesem Abschnitt werden die einzelnen Begriffe (in englischer Sprache) aufgeführt und kurz erklärt. Alle Messungen wurden mit einem PICONET 231X durchgeführt. (Versuchen Sie diese Messungen in Ihrer Messbox durchzuführen!)

Saturation sound pressure level-SSPL
Bei max. Verstärkung und einem Eingangsschalldruck von 90 dB SPL wird der Ausgangsschalldruck von 200-5000 Hz ermittelt. Kurve Bild 3.42.

Die ASA-Norm (1987)

dB SPL Output

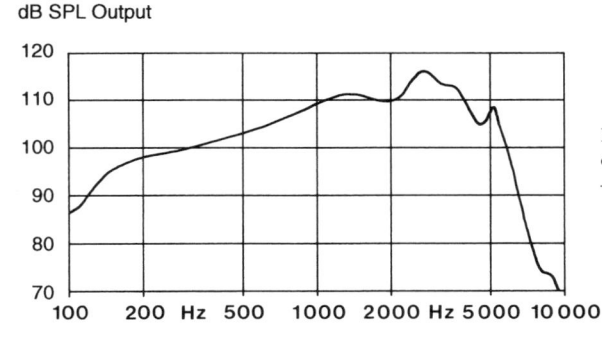

Bild 3.42: Messung zur Bestimmung des "Saturation Sound pressure level – SSPL"

HF-Average SSPL 90
Die max. Schalldruckwerte bei den drei Frequenzen (1000/1600/2500 Hz) werden zusammengezählt und die Summe durch drei dividiert. Der so erhaltene Schalldruckwert wird HF-Average SSPL 90 genannt. HF-Average SSPL 90 aus obiger Kurve Bild 3.42: 112 dB SPL.

Full on gain
Die max. Verstärkung wird bei einem Eingangsschalldruck von 60 dB SPL, oder falls nötig, um im linearen Bereich zu arbeiten, mit einem Eingangsschalldruck von 50 dB SPL gemessen. Kurve Bild 3.43.

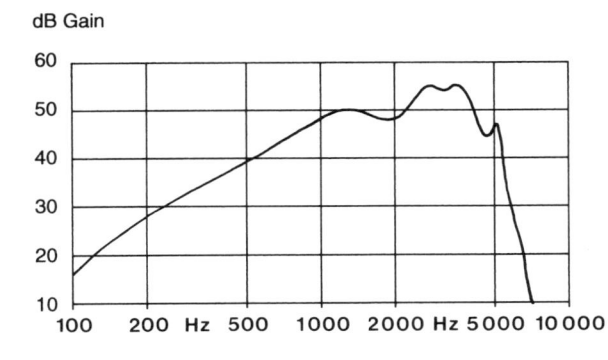

dB Gain

Bild 3.43: Full on gain-Messung

HF-Average full on gain
Ist der Durchschnitt der Verstärkung bei den Frequenzen 1000/1600/2500 Hz. HF-Average full on Gain aus obiger Kurve Bild 3.43: 50 dB.

60 Die ASA-Norm (1987)

Reference test position
Mit einem Eingangsschalldruck von 60 dB SPL wird der Verstärkungssteller so eingestellt, dass der Durchschnitt (1000/1600/2500 Hz) des Ausgangsschalldruckes 17 dB niedriger ist, als der HF-Average SSPL 90. Reference test position aus Kurve Bild 3.44: 95 dB SPL.

Reverence test gain
Der Durchschnitt der Verstärkung bei Reverence test position. Reverence test gain aus Kurve Bild 3.44: 35 dB.

ASA-Frequency range
In der Wiedergabekurve (Reverence test position) wird der Durchschnitt (1000/1600/2500 Hz) ermittelt. 20 dB tiefer ergeben die Schnittpunkte der Horizontalen mit der Wiedergabekurve die beiden Grenzfrequenzen. Kurve Bild 3.44. ASA-Frequency range aus unten aufgeführter Kurve Bild 3.44: 230 Hz – 6000 Hz.

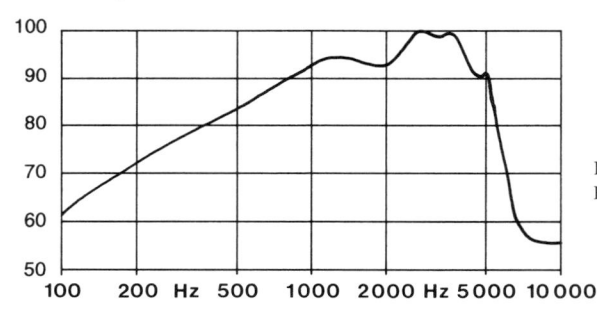

Bild 3.44: Wiedergabekurve in Reverence test position

Induction coil sensitivity
Bei max. Verstärkung des Hörgerätes soll der Ausgangsschalldruck angegeben werden für ein Feld von 10 mA/m bei 1000 Hz. Kurve Bild 3.45. Induction coil sensitivity aus unten aufgeführter Kurve Bild. 3.45: 97 dB SPL.

dB SPL Output

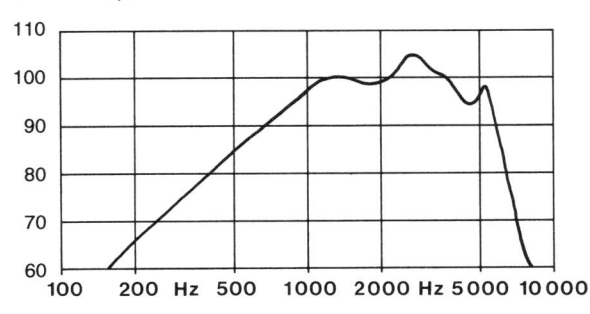

Bild 3.45: Frequenzgang zur Bestimmung der Induction coil sensitivity

Battery current
Der Batteriestrom wird bestimmt, indem das Gerät auf Reference test position eingestellt wird. In dieser Stellung wird bei einem Eingangsschalldruck von 65 dB/1000 Hz der Batteriestrom gemessen. Battery current des Gerätes: 1.55 mA.

Equivalent input noise level
Der äquivalente Eingangsrauschpegel L_n wird in Reference test position gemessen. Er wird wie folgt berechnet:
L_{av} = Durchschnitt 1000/1600/2500 Hz
L_2 = Rauschpegel des Gerätes in Reference test position
$L_n = L_2 - (L_{av} - 60)$ dB SPL
Equivalent input noise level aus obiger Kurve Bild 3.44: 21 dB SPL.

Harmonic distortion
Das Gerät wird auf Reference test position eingestellt und der Eingangsschalldruck auf 70 dB SPL erhöht. Es wird der Klirrfaktor bei 500, 800 und 1600 Hz gemessen. Die Messung kann unterlassen werden, wenn der Kurvenanstieg von der Messfrequenz zu der zweiten Harmonischen, 12 dB oder mehr beträgt.
Total Harmonic Distortion bei   500 Hz: < 2%.
Total Harmonic Distortion bei   800 Hz: < 2%.
Total Harmonic Distortion bei 1600 Hz: < 1%.

- - - 2nd harmonic distortion
.... 3rd harmonic distortion

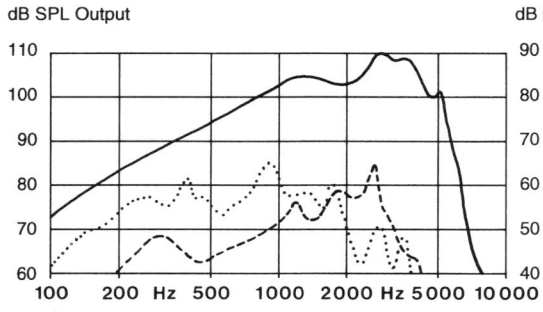

Bild 3.46: Frequenzgang zur Bestimmung der Harmonic distortion

4 Hörgerätewandler

Einer der wichtigsten Komponenten im Hörgerät ist der elektro-akustische Wandler. Jedes Hörgerät besitzt ein Mikrophon, welches das akustische Signal aufnimmt und in ein elektrisches Signal umwandelt. Der Hörgeräteverstärker verändert nun, je nach Art des Hörverlustes, dieses Signal und führt es dem Hörer zu. Der Hörer wandelt das elektrische Signal wieder in ein für den Schwerhörigen nutzbares Signal um.

Die Vielfalt der elektro-akustischen Wandler auf dem Markt ist sehr gross. Die verschiedenen Typen unterscheiden sich vor allem in:
– Technologie
– Grösse
– Qualität
– Preis.

Da nun aber die Wahl der richtigen elektro-akustischen Wandler für eine optimale akustische Versorgung sehr wichtig ist, möchte ich die einzelnen Wandlertypen genauer betrachten.

4.1 Das Mikrophon

Nach dem 2. Weltkrieg wurden mehrere Untersuchungen gestartet, um einen Kommunikations-Frequenzgang zu finden, der eine optimale Sprachverständlichkeit unter verschiedenen Bedingungen erreicht. Diese Studien haben gezeigt, dass mit Normalhörenden, unter günstigen Bedingungen, ein Frequenzband von 300 Hz bis 3000 Hz für gute Sprachverständlichkeit ausreichend ist.
Wurden die Bedingungen wie Lautstärke, Rauschen, Verzerrungen verschlechtert, so gab dieses Band (300 Hz bis 3000 Hz) die beste Sprachverständlichkeit; d.h. besser als ein schmaleres oder ein breiteres Frequenzband. Diese Untersuchungen hatten einen starken Einfluss auf die ganze Telekommunikation. Telephone haben noch heute Frequenzgänge von etwa 400 Hz bis 5000 Hz.

64 Das Mikrophon

```
dB SPL Output
```

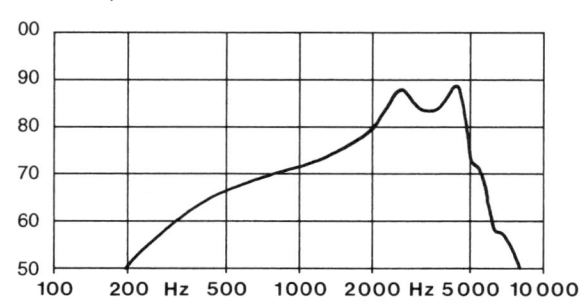

Bild 4.1: Übertragung eines modernen Telephons (Tritel, 1990)

Weitere Untersuchungen nach dem 2. Weltkrieg sollten zeigen, welcher Frequenzgang für beste Sprachverständlichkeit einer Hörhilfe (Hörgerät) optimal ist. Es wurden Sprachverständlichkeits-Tests mit und ohne Hintergrundgeräusche bei Schwerhörigen durchgeführt. Diese Studien zeigten, dass für die meisten von ihnen, ein flacher oder ansteigender Frequenzgang mit 6 dB/Oktave zwischen 300 Hz bis 4000 Hz (oberhalb und unterhalb dieses Bereichs wurde das Frequenzband stark beschnitten) gute oder sogar die beste Sprachverständlichkeit bot. Ein damals erhältlicher elektroakustischer Wandler, der ungefähr diesen Frequenzgang produzierte, war das elektro-magnetische Mikrophon.

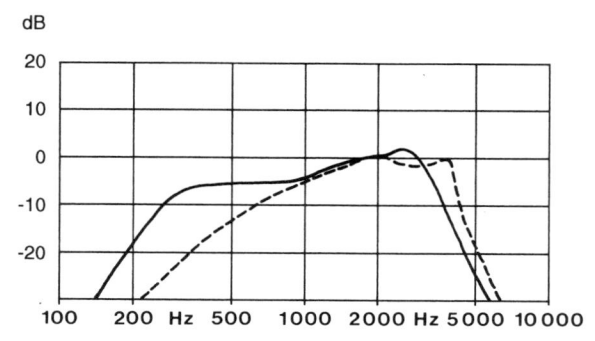

Bild 4.2: Frequenzgänge von elektromagnetischen Mikrophonen

Das Mikrophon 65

Mitte der sechziger Jahre wurden mehr und mehr Bedürfnisse geweckt, welche durch das elektro-magnetische Mikrophon nicht mehr erfüllt werden konnten. Einer der Wünsche war ein breiterer und flacherer Frequenzgang (damit man die Musik der Beatles voll geniessen konnte). Es wurden immer mehr Leute mit leichten Schwerhörigkeiten versorgt. Für diese Schwerhörigen waren Dinge wie Musik, natürlicher Klang, Stimmenerkennung wichtig.

Ende der sechziger Jahre wurde ein Mikrophon angeboten, das diesen gewünschten Frequenzgang bot. Es war ein piezoelektrisches Keramik-Mikrophon.

Impedanzwandler

Membran

Stiftverbindung

Schalleinlass

Piezokeramik

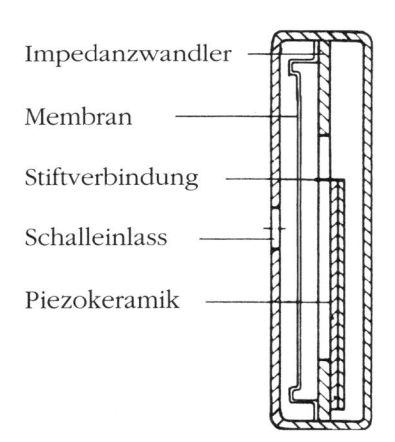

Bild 4.3: Aufbau eines Keramik-Mikrophons

In Bild 4.3 wird der Aufbau eines Keramik-Mikrophons gezeigt. Es enthält ein Biegeelement aus zwei zusammengekitteten Streifen einer Piezokeramik. Wird nun durch Schall die Membrane in Bewegung gebracht, so wird diese Bewegung über die Stiftverbindung auf die Piezokeramik weitergeleitet. Bewegt sich nun diese Piezokeramik im Rhythmus des Schalles, so entsteht eine Wechselspannung (ebenfalls im Rhythmus des Schalls). Das Element ist wegen seiner ausserordentlich hohen Impedanz extrem empfindlich gegenüber Störsignalen, die elektrostatisch einstreuen können. Deshalb ist ein elektrischer Impedanzwandler (Vorverstärker) erforderlich, der sich unmittelbar am Element im Mikrophongehäuse befindet. An den äusseren Mikrophonanschlüssen erscheint ein relativ niederohmiger Ausgang. Die für die Stromversorgung notwendige Energieversorgung wird aus dem Hörgerät bezogen, in welches das Mikrophon eingebaut wird. Ein solcher Impedanzwandler enthält einen Feldeffekttransistor. In Bild 4.4 ist der Frequenzgang eines Keramik- und eines magnetischen Mikrophons dargestellt.

66 *Das Mikrophon*

```
dB
 20
 10
  0
-10
-20
    100   200 Hz 500  1000  2000 Hz 5000 10000
```

—— Keramik-Mikrophon
- - - Magnetisches Mikrophon
Bild 4.4: Frequenzgang eines Keramik- und eines magnetischen Mikrophons [9]

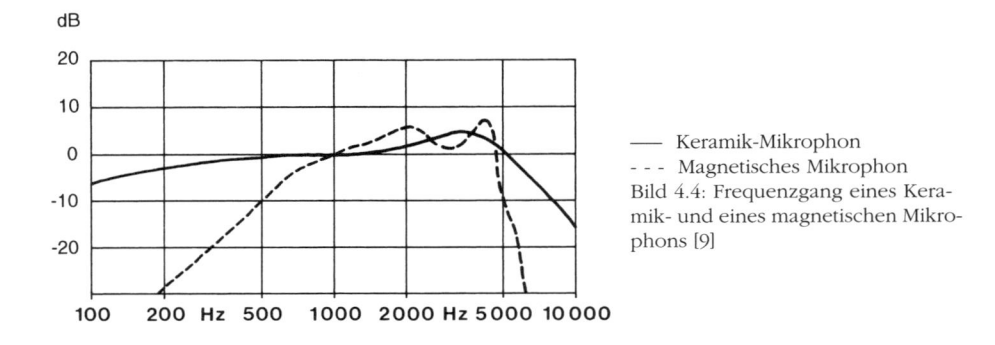

Man sieht, dass das Keramik-Mikrophon einen wesentlich besseren Frequenzgang aufweist als das magnetische Mikrophon derselben Grösse. Richten wir unseren Blick auf die heutige (1993) Hörgeräteproduktion, so fällt auf, dass die Keramik-Mikrophone vollständig verschwunden sind. Weshalb?

Das Hauptproblem der Keramik-Mikrophone ist die hohe Vibrationsempfindlichkeit in den tiefen Frequenzen. Dies veranlasste die Mikrophonhersteller nach anderen, vibrationsärmeren Systemen zu suchen.

Anfangs der siebziger Jahre trugen die Entwicklungsarbeiten Früchte: das Elektret-Kondensator-Mikrophon kam auf den Markt. Seine Wirkung beruht auf dem elektrostatischen Wandlerprinzip. Sein Funktionsprinzip: Eine bewegliche und eine feste, starre Gegenelektrode stehen unter Gleichspannung. Es handelt sich um Metallflächen, wobei die bewegliche Elektrode gleichzeitig die Membran des Mikrophons bildet. Das Elektrodenpaar ist elektrisch voneinander isoliert und bildet einen elektrischen Kondensator, der nach Anschluss an die Gleichspannungs-Quelle aufgeladen wird. In dem Ladestromkreis befindet sich ein sehr hochohmiger Widerstand. Trifft Schall auf die bewegliche Membranelektrode, so ändert sich der Elektrodenabstand zwischen der Membran und der Gegenelektrode im Rhythmus der Schallschwingung und damit die Kapazität, also auch die Ladung. Am Widerstand tritt eine Wechselspannung auf, die ein analoges Abbild des aufgenommenen Schalles ist.

Die Gleichspannung, die bei normalen Kondensatormikrophonen nötig ist, entfällt bei den Elektreten. Sie besitzen ein permanentes elektrisches Feld und sind zu vergleichen mit einem Permanentmagneten. Hergestellt werden solche Elektrete aus speziellen hochisolierenden Kunststoffen (z.B. Teflon). Durch bestimmte

Prozesse werden Ladungsträger in diese Folien eingebracht, und es entsteht das permanente elektrische Feld. Das Elektret-Kondensator-Mikrophon ist ebenso hochohmig wie das Keramik- Mikrophon. Dadurch benötigt das Elektret-Mikrophon ebenfalls einen Impedanzwandler (Feldeffekttransistor), der in die Mikrophonkapsel eingebaut wird. Er ist der Grund für die benötigte Stromversorgung eines Elektret-Kondensator-Mikrophons.

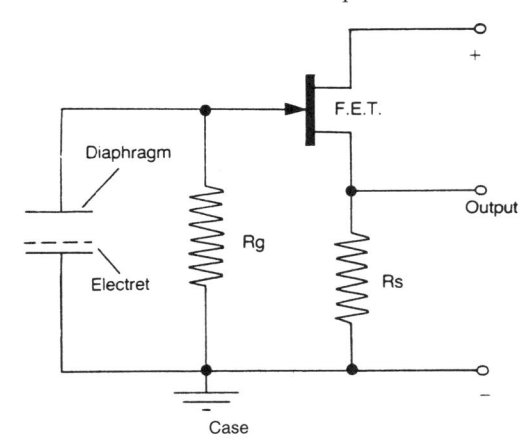

Bild 4.5: Schaltung eines Elektret-Kondensator-Mikrophons mit Impedanzwandler (Knowles [12])

Wenden wir uns jetzt der Vibrationsempfindlichkeit zu: Je schwerer die Membran, desto grösser die Vibrationsempfindlichkeit. Da bei einem Elektret-Mikrophon die Membran (Folie) äusserst leicht ist, ist die Vibrationsempfindlichkeit viel geringer als bei Keramik-Mikrophonen.

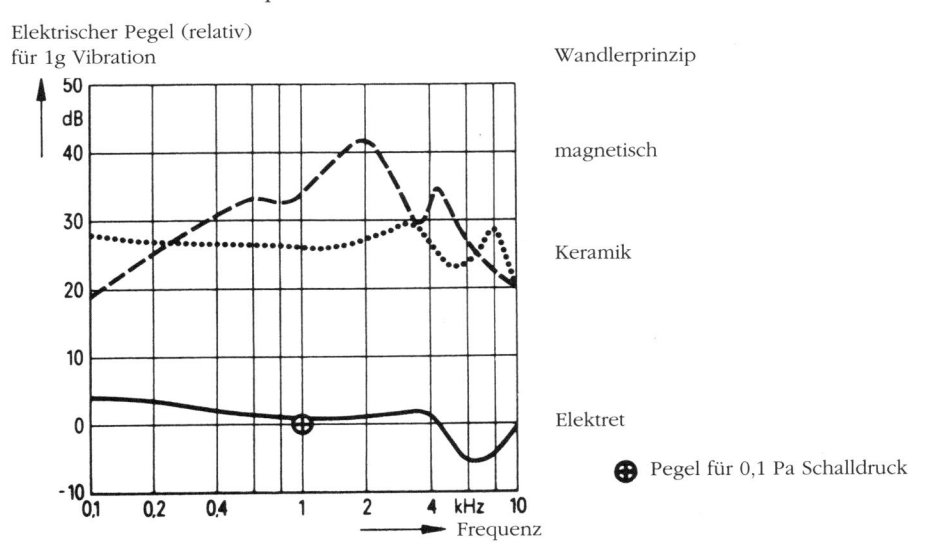

Bild 4.6: Vibrationsempfindlichkeit verschiedener Mikrophontypen (Knowles [10]).

68 Das omnidirektionale Mikrophon (Druckempfänger)

In Bild 4.7 ist der Frequenzgang eines Elektret-Kondensator-Mikrophons dargestellt. Es ist also möglich, einen weitgehend linearen Frequenzgang (100 Hz bis 15 kHz) zu erhalten. Häufig wird bei Hörgeräteanwendungen ein Mikrophon mit einer Resonanz bei 4 kHz verwendet.

Grund: Durch Verwendung eines Schallschlauches am Mikrophon (Aufhängung des Mikrophons im Hörgerätegehäuse), verlagert sich diese Resonanz zwischen 2.5 kHz und 3 kHz – der Mikrophon-Frequenzgang gleicht die durch das Ohrpassstück verlorengegangene „Offene Ohrresonanz" wieder aus.

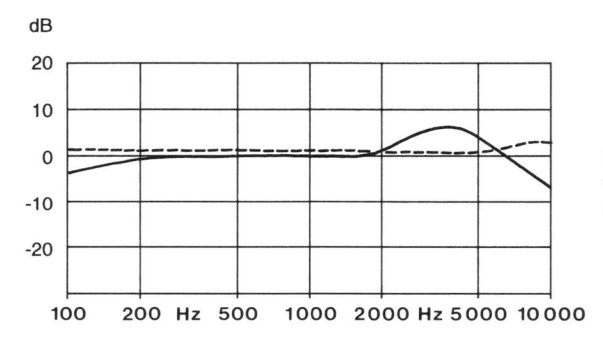

Bild 4.7: Mögliche Frequenzgänge von Elektret-Kondensator-Mikrophonen

4.1.1 Das omnidirektionale Mikrophon (Druckempfänger)

Das omnidirektionale Mikrophon ist ein Druckempfänger, d.h. es ist ein Mikrophon, dessen Membran ausschliesslich durch den Schalldruck in Bewegung gesetzt wird. Befindet sich ein Druckempfänger in einem Schallfeld, so wird die Membranbewegung allein durch den Schalldruckverlauf bestimmt, unabhängig davon, aus welcher Richtung der Schall einfällt. Ein Druckempfänger ist also ein Mikrophon mit kugelförmiger Aufnahmecharakteristik.

In Bild 4.8 ist ein Längsschnitt durch ein omnidirektionales Mikrophon dargestellt. Das omnidirektionale Mikrophon hat eine Öffnung und der Schall wird auf eine Seite der Membran gelenkt.

Das omnidirektionale Mikrophon (Druckempfänger) 69

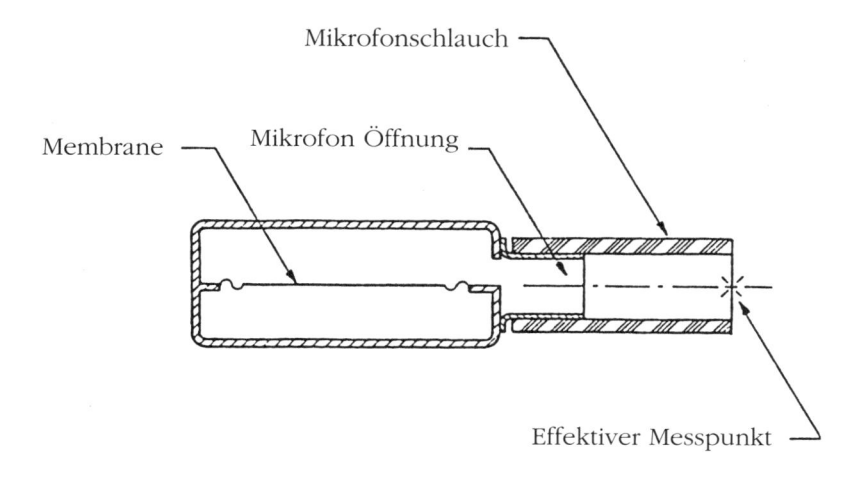

Bild 4.8: Schnitt durch ein omnidirektionales Mikrophon (Knowles [11])

Die Richtcharakteristik eines Mikrophons wird im Polardiagramm dargestellt. In Bild 4.9 ist das Polardiagramm eines omnidirektionalen Mikrophons wiedergegeben. Die durchgezogene Linie zeigt die Richtcharakteristik im freien Schallfeld – das omnidirektionale Mikrophon besitzt eine Kugelcharakteristik, d.h. die Schallereignisse werden aus allen Richtungen gleich stark aufgenommen.

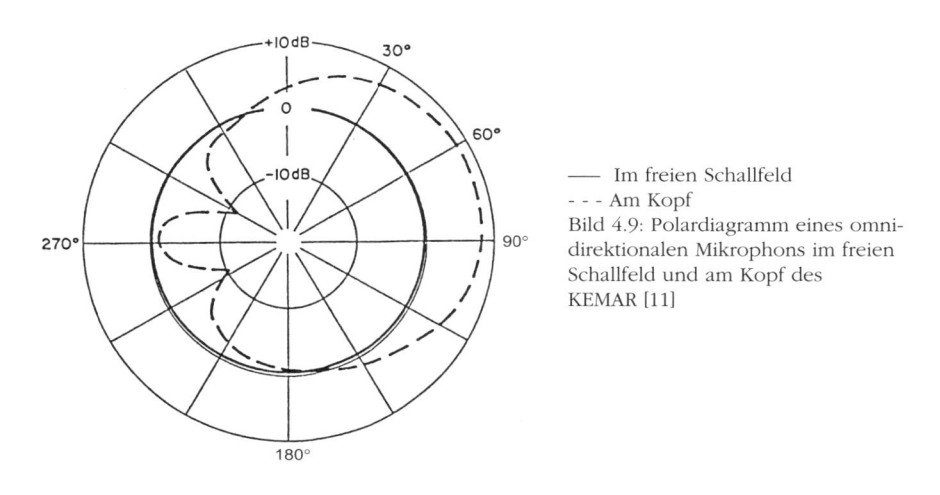

—— Im freien Schallfeld
- - - Am Kopf
Bild 4.9: Polardiagramm eines omnidirektionalen Mikrophons im freien Schallfeld und am Kopf des KEMAR [11]

Die gestrichelte Kurve zeigt das omnidirektionale Mikrophon am Kopf des KEMAR. Durch den Einfluss des Kopfes (Kopfschatten, Reflexionen) verändert sich die Kugelcharakteristik.

Vor- und Nachteile des omnidirektionalen Mikrophons

+ Klein
+ Klanglich voll, gute Tieftonübertragung
+ Gute Vibrationsdämpfung
+ Geringes Rauschen
− Kugelcharakteristik problematisch im Störlärm

4.1.2 Das direktionale Mikrophon (Druckgradientenempfänger)

Direktional-Mikrophone (Richtmikrophone) sind Schallempfänger, bei welchen der Schall auch auf die Rückseite der Membran geleitet wird. Durch geschickte Dimensionierung der Schallwege können verschiedene Richtcharakteristiken erzeugt werden. Das Direktional-Mikrophon bevorzugt Schallereignisse aus gewissen Richtungen.

Bild 4.10 zeigt einen Schnitt durch ein direktionales Mikrophon. Die beiden Schalleintrittsöffnungen führen zu einem kleinen Hohlraum, der durch die Membran in zwei Kammern getrennt wird.
Diese Membran erfasst nur die Differenz des Luftdruckes auf beiden Seiten und wandelt diese in ein elektrisches Ausgangssignal um. Ist der Luftdruck in beiden Kammern von gleicher Grösse und Phase, wirkt keine Druckdifferenz auf die Membran, und es erfolgt kein elektrisches Ausgangssignal.
Um zu verhindern, dass Schall von hinten die Membran zuerst erreicht, sorgt ein mit der hinteren Eintrittsöffnung verbundenes Zeitverzögerungsglied (feines Filter, Sieb) dafür, dass der Schall gleichzeitig auf beide Seiten der Membran auftrifft. Dadurch wird der Druck auf beiden Seiten der Membran gleich, und es erfolgt keine Auslenkung; d.h. auch kein elektrisches Ausgangssignal.

Das direktionale Mikrophon (Druckgradientenempfänger) 71

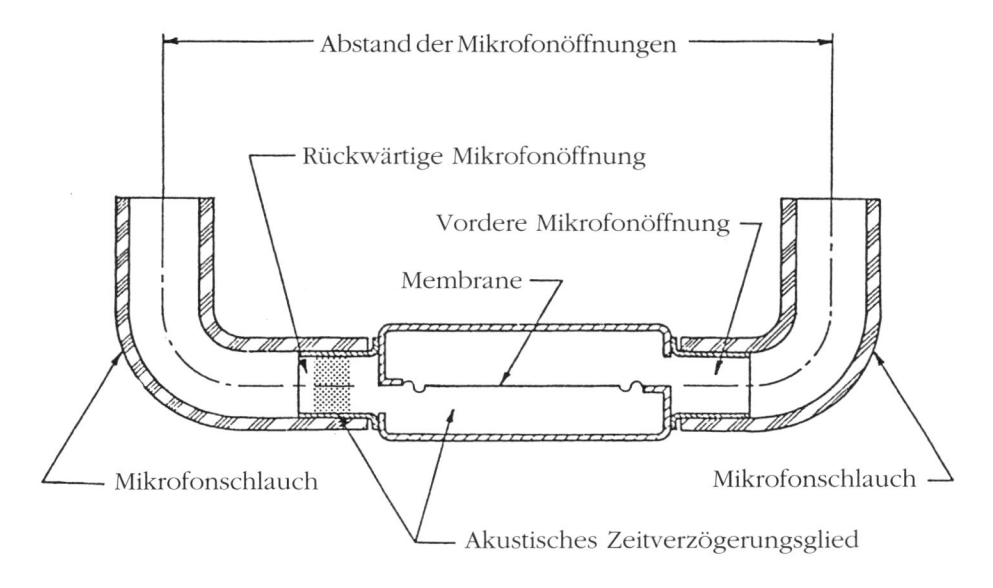

Bild 4.10: Längsschnitt durch ein direktionales Mikrophon [11]

Betrachten wir nun die Richtcharakteristik des Direktional-Mikrophons im Polardiagramm, so zeigt sich die typische Nierenform (Kardioid) im freien Schallfeld. Zur Beurteilung seiner effektiven Leistungsfähigkeit muss der Einfluss des Kopfes berücksichtigt werden (Bild 4.11).

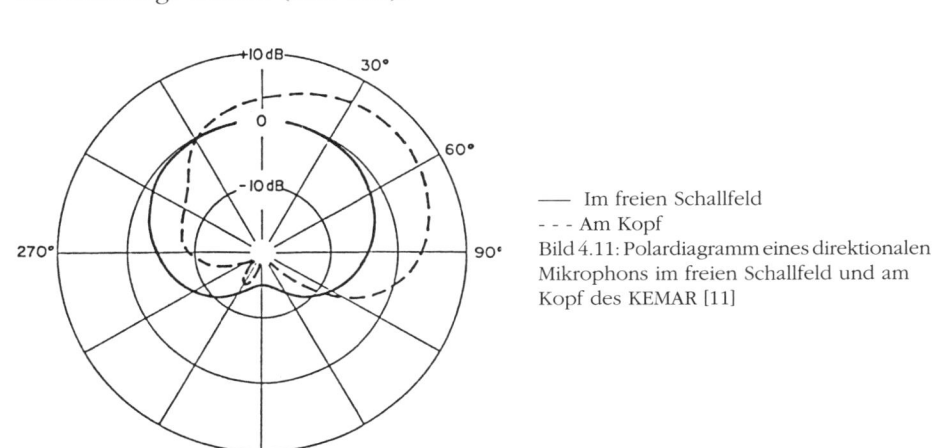

—— Im freien Schallfeld
- - - Am Kopf
Bild 4.11: Polardiagramm eines direktionalen Mikrophons im freien Schallfeld und am Kopf des KEMAR [11]

72 Das direktionale Mikrophon (Druckgradientenempfänger)

Die effektive polare Empfindlichkeit des Direktional-Mikrophons hängt davon ab, wie es in das Hörgerät eingebaut ist. Diese wird weitgehend durch die Anordnung der Mikrophon-Eintrittsöffnungen, deren Abstand, die Abmessungen der Verlängerungsschläuche, das Zeitverzögerungselement sowie von der Form des Hörgerätegehäuses beeinflusst. Deshalb kann dasselbe Direktional-Mikrophon verschiedene polare Aufnahmecharakteristiken aufweisen. Das Bild 4.12 zeigt die tiefgreifenden Unterschiede, welche die Änderung eines einzigen Parameters bewirken kann:

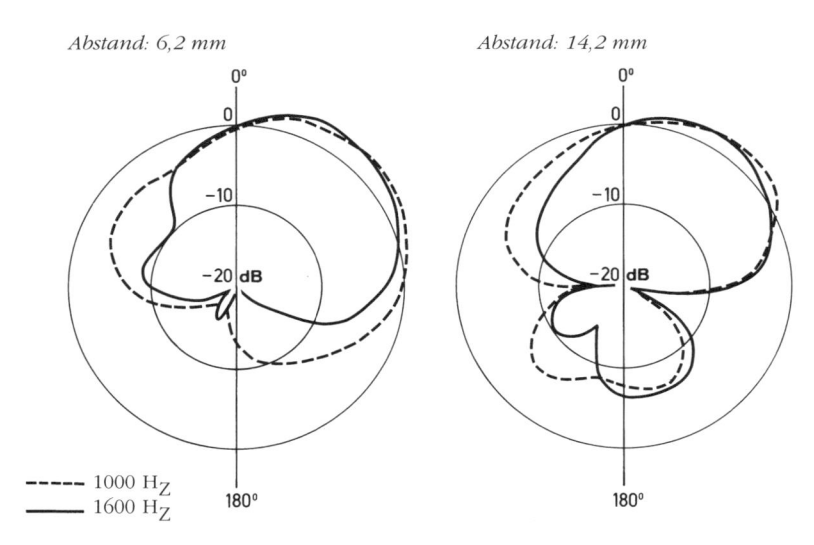

Bild 4.12: Polare Empfindlichkeit bei unterschiedlichem Abstand der Eintrittsöffnungen [13]

Wie schon in Kapitel [3.2.9] (Messung von Hörgeräten mit Direktional-Mikrophon) gezeigt wurde, besitzt das direktionale Mikrophon gegenüber dem omnidirektionalen Mikrophon einen hochtonigeren Frequenzgang. In Kombination mit der Richtwirkung des direktionalen Mikrophons ergibt dies eine wesentliche Verbesserung der Sprachverständlichkeit in lärmiger Umgebung. Wird bei einem direktionalen Mikrophon die rückwärtige Öffnung geschlossen, entsteht ein Mikrophon mit Kugelcharakteristik und flachem Frequenzgang (Bild 4.13).

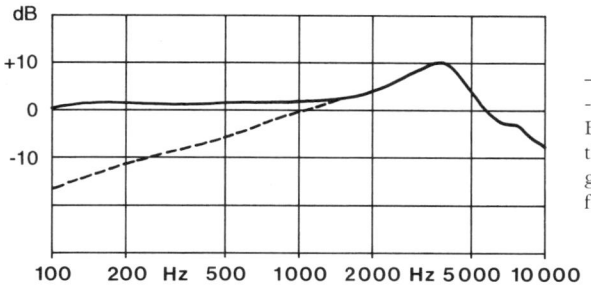

Das direktionale Mikrophon (Druckgradientenempfänger)

```
dB
+10
  0
-10
     100   200  Hz  500   1000  2000 Hz 5000  10000
```

—— Rückwärts-Öffnung geschlossen
- - - Rückwärts-Öffnung offen
Bild 4.13: Frequenzgang eines Direktional-Mikrophons mit offener und geschlossener Rückwärts-Öffnung bei frontaler Beschallung

Bei gewissen Hörgeräten kann der Akustiker die rückwärtige Mikrophon-Öffnung mittels eines Schiebers öffnen oder schliessen – es handelt sich also um ein Hörgerät mit oder ohne Richtmikrophon. Tip: wenn möglich, das Gerät mit Richtmikrophon (Schieber offen) anpassen; der Schwerhörige dankt. Das Verschliessen der rückwärtigen Öffnung ist jedoch nur bei Hörgeräten mit Verstärkung < 60 dB am 2-ccm-Kuppler möglich, da sonst (bei zu grosser Verstärkung) durch Schliessen der Rückwärtsöffnung eine interne Rückkopplung (Pfeifen) entsteht. Ein weiterer Grund dafür, dass es nur sehr selten starke Hörgeräte mit Richtmikrophon gibt, ist die Vibrationsempfindlichkeit, die sehr viel grösser ist als beim omnidirektionalen Mikrophon. Die Vibrationsdämpfung eines Richtmikrophons in einem Hörgerät erfordert einen erheblich grösseren Aufwand (grösserer Platzbedarf), als bei omnidirektionalen Mikrophonen. Bekanntlich sind heute Hörgeräte-Anpassungen mit Richtmikrophonen (trotz wesentlicher Vorteile in lärmiger Umgebung) noch eher selten.

Hauptgründe sind:
1. Viele Hörgeräte-Hersteller bieten Geräte mit Richtmikrophon nur als Service-Option an.
2. Starke Hörgeräte mit Richtmikrophon sind selten.
3. Dem Hörgeräte-Akustiker sind die enormen Vorteile des Richtmikrophons zu wenig bewusst.

Vor- und Nachteile direktionaler Mikrophone

+ Bis heute die wirksamste Methode zur Erzielung einer besseren Sprachverständlichkeit im Lärm.
− Schlechtere Vibrationsdämpfung als bei omnidirektionalen Mikrophonen.
− Richtwirkung nicht überall erwünscht (z.B. Musik).

4.1.3 Spezial Mikrophone

In Kapitel [4.1.1] und [4.1.2] sind zwei Mikrophon-Typen behandelt worden, welche sich durch ihre Richtcharakteristik unterscheiden. In diesem Kapitel werde ich zusätzlich auf einige Mikrophone hinweisen, welche sich durch ihren Frequenzgang unterscheiden. Es handelt sich um omnidirektionale Mikrophone. Die Frequenzgänge dieser Mikrophone unterscheiden sich vor allem in den tiefen Frequenzen, von den in Bild 4.7 auf Seite 68 abgebildeten omnidirektionalen Mikrophonen. In Bild 4.14 sind vier verschiedene Mikrophonfrequenzgänge aufgezeichnet. Man sieht deutlich den Empfindlichkeitsabfall in den tiefen Frequenzen.

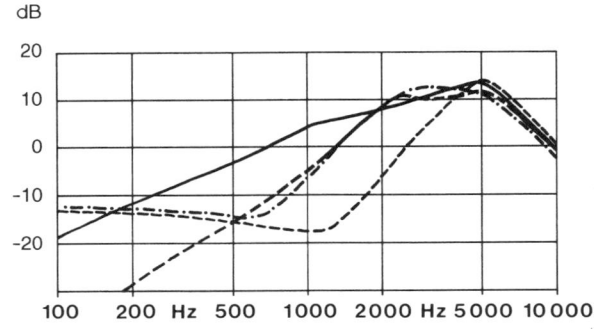

Bild 4.14: Verschiedene Hochton-Mikrophone [12]

Diese Mikrophone werden vor allem in kleinen Im-Ohr-Geräten eingesetzt. Durch ein solches Hochton-Mikrophon kann eine aufwendige Filterschaltung im Hörgerät eingespart werden. Hauptnachteil solcher Mikrophone ist das im Verhältnis zu ihrem Übertragungsbereich relativ hohe Rauschen.

4.1.4 Zusammenfassung

Die heutigen Elektret-Kondensator-Mikrophone sind qualitativ sehr hochstehend. Sie besitzen einen (wenn erwünscht) flachen Frequenzgang bis weit über 10 kHz hinaus und ein äquivalentes Eingangsrauschen von 23 dB SPL mit A-Bewertungsfilter. (A-Bewertungsfilter: Schallpegel werden mit dem genormten A-Filter gemessen, dessen Eigenschaften näherungsweise dem des menschlichen Gehörs Rechnung trägt, d.h. tief- und hochfrequente Komponenten (f < 500 Hz und f > 500 Hz) werden weniger berücksichtigt, als das Frequenzband der grössten Ohrempfindlichkeit.) Dieses 23 dB SPL äquivalente Eingangsrauschen ist zwar (fast) immer noch die dominante Rauschquelle im Hörgerät, doch sollte man sich einmal vor Augen führen, was diese Zahl bedeutet: Betrachten wir die folgende Tabelle, in welcher die natürlichen Umgebungsgeräusche aufgezeigt sind.

Zusammenfassung

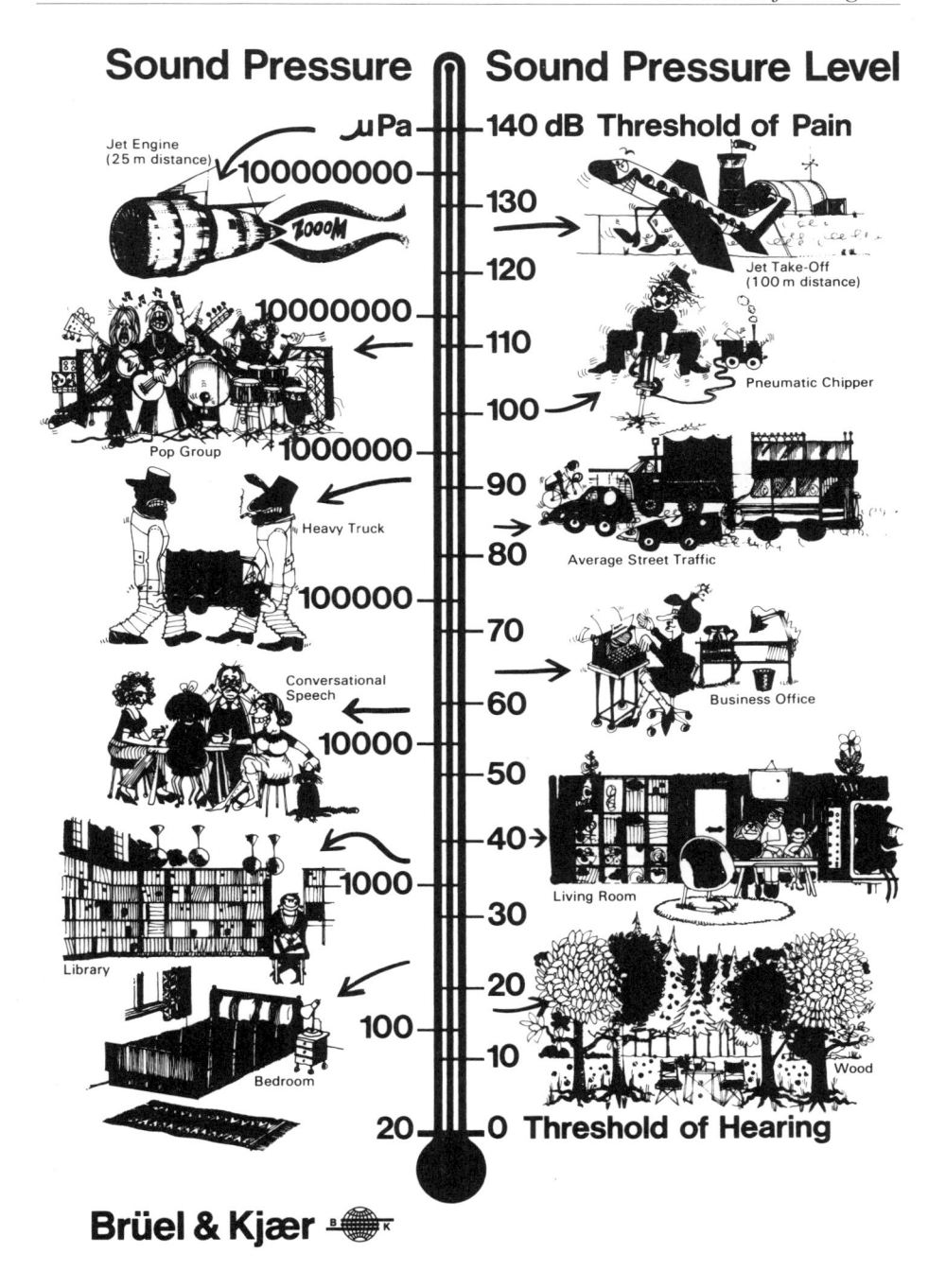

Bild 4.15: Verschiedene Umgebungsgeräusche (B&K)

Die Tabelle (Bild 4.15) zeigt deutlich, dass das Mikrophonrauschen (23 dB SPL) weit unter den meisten natürlichen Umgebungsgeräuschen liegt und dadurch in denselben verschwindet.

Der Stromverbrauch eines Elektret-Kondensator-Mikrophons im Hörgerät ist max. 50 µA (typ: 30 µA). Dies bedeutet (nicht wie fälschlicherweise oft angenommen), dass das Mikrophon nur in geringem Mass am Stromverbrauch des Hörgerätes beteiligt ist.

Zukunft

In verschiedenen Forschungsinstituten arbeitet man an der nächsten Mikrophon-Generation – dem Silizium-Mikrophon. Es wird ähnlich wie eine integrierte Schaltung hergestellt. Vorteile des Silizium-Mikrophons sind seine „einfachere" maschinelle Produktion und kleinere Empfindlichkeits-Toleranzen. Nachteil ist heute noch ein etwas zu hohes Rauschen.

4.2 Der Hörgerätehörer

Aufgabe des Hörgerätehörers ist es, das verstärkte elektrische Signal wieder in ein akustisches Signal umzuwandeln. Da bei Hörgeräten ein möglichst kleiner Hörer überaus hohe Ausgangsschalldrücke erzeugen muss, ist ein System mit besonders hohem Wirkungsgrad erforderlich. Der Hörgerätehörer ist nach dem elektromagnetischen Wandlerprinzip aufgebaut.

Lässt man durch eine Spule Strom fliessen, so verhält sie sich wie ein Magnet, d.h. es bilden sich in Abhängigkeit der Stromrichtung ein magnetischer Nord- oder Südpol aus. Ein durch die Spule fliessender Wechselstrom bewirkt also eine sich im Rhythmus dieses Wechselstromes ändernde Polarität der Spule und damit eine ständige Richtungsänderung der magnetischen Feldlinien. Es entsteht ein magnetisches Wechselfeld. Bild 4.16 zeigt einen Schnitt durch den Hörgerätehörer.

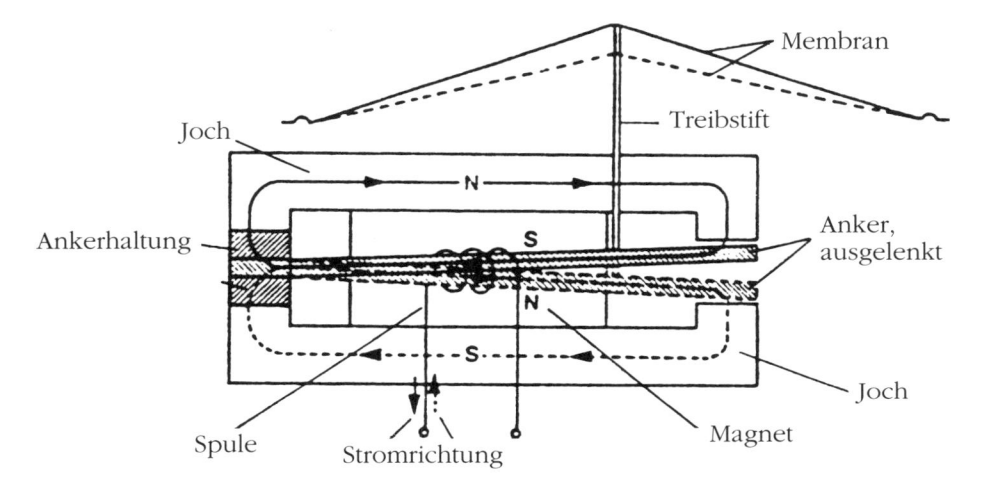

Bild 4.16: Elektromagnetischer Hörgerätehörer

Während der Ruhestellung befindet sich der Anker in der Mitte beider Jochen des magnetischen Systems. Fliesst Strom durch die Spule, so bildet sich je nach Richtung des Stromes, am freischwingenden Ende des Ankers ein Nord- oder ein Südpol. Nach dem physikalischen Gesetz, dass sich ungleichnamige Pole anziehen, wird nun der Anker zum Süd- oder Nordpol des Dauermagneten ausgelenkt. Ein durch die Spule fliessender Wechselstrom erzwingt also eine sich im Rhythmus ändernde wechselseitige Auslenkung des Ankers. Der Anker treibt über den Treib- oder Koppelstift die Membran an, welche Luftvolumenschwankungen hervorruft, die als Schall wahrgenommen werden.

Bei elektromagnetischen Schallwandlern überlagern sich verschiedene Resonanzen:
– Elektrische Resonanz: Spule und Eigenkapazität.
– Mechanische Resonanz: Membrandimension, Membranmaterial.
– Akustische Resonanz: Hörervolumen, Schlauchlänge und Durchmesser, verbleibendes Ohrvolumen.

Diese Resonanzen bilden zusammen den Frequenzgang, dessen akustische Eigenschaften stark veränderbar sind. Besonders beim HdO-Gerät beeinflussen der Hörgeräte-Winkel und der Schallschlauch in der Otoplastik die akustischen

Resonanzen. Eine Verlängerung des Hörerschlauches oder eine Verkleinerung seines Durchmessers verschieben die Resonanzen der Hörer-Frequenzkurve zu tiefen Frequenzen hin und umgekehrt (siehe Kapitel 5).

4.2.1 Der Klass-A-Hörer

In Kapitel 4.2 wurden die grundsätzlichen Eigenschaften des elektromagnetischen Hörers beschrieben. In den drei folgenden Kapiteln (4.2.1 bis 4.2.3) werden nun elektromagnetische Hörer zusammen mit einem bestimmten Verstärker (Endstufe) betrachtet. Der Name des Verstärkers (Klass-A) gibt auch dem Hörer seinen Namen.

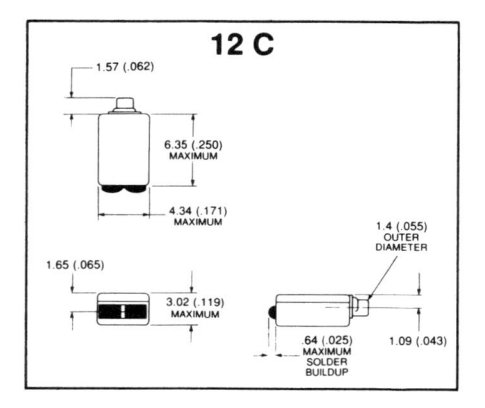

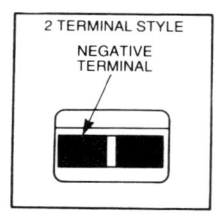

Bild 4.17: Klass-A-Hörer (Knowles, Datenblatt [12])

Ein Klass-A-Hörer wird an eine Klass-A-Endstufe angeschlossen.

Der Klass-A-Hörer 79

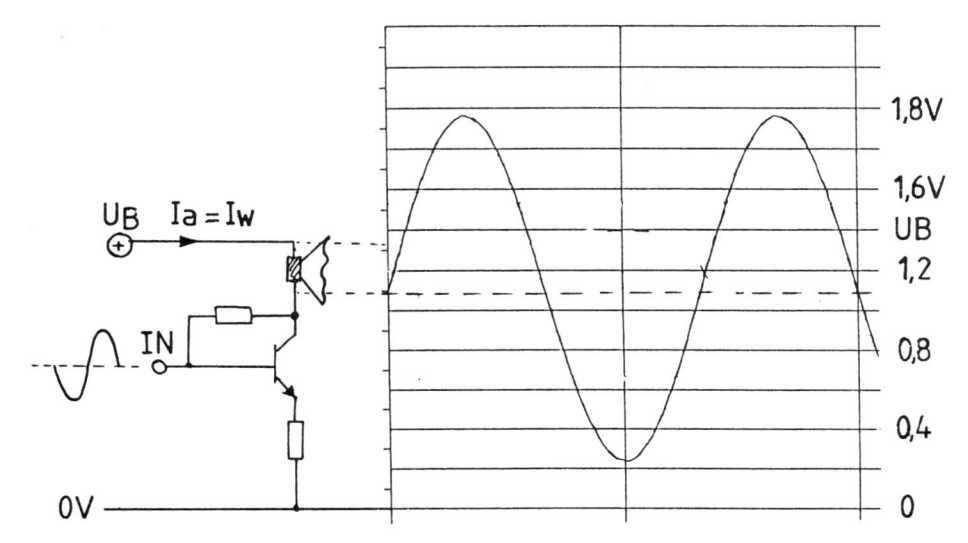

Bild 4.18: Schaltschema einer Endstufe mit Klass-A-Hörer

Der Klass-A-Hörer besitzt zwei Anschlüsse. Durch den Hörer fliesst der Arbeitsstrom, welcher ein magnetisches Feld erzeugt. Mittels dieses magnetischen Feldes wird die Zunge des Hörers ausgelenkt. Um dem entgegenzugehen, wird die Zunge durch den Hörerhersteller mechanisch auf die andere Seite ausgelenkt. Sobald der für den Hörer vorgesehene Arbeitsstrom fliesst, befindet sich die Zunge in der Mitte und kann dadurch frei schwingen.

Wichtig: Aus diesem Grund muss der Klass-A-Hörer richtig polarisiert sein, d. h. Hörerlitzen dürfen nicht vertauscht werden.

Spezielles

Wie in Bild 4.18 ersichtlich, befindet sich der Arbeitspunkt des Hörgeräte-Hörers fast auf der Batteriespannung. Dadurch ist nach unten eine Auslenkung von 1,1 V möglich. Nach oben kann der Verstärker nur bis zur Batteriespannung (U_B) auslenken. Durch die hohe Induktivität des Hörers (= Spule) speichert sich die Energie in dieser Spule. Diese Energie wird bei einer Überschreitung der Speisespannung frei. – Resultat: Ca. 2,2 V max. Wechselspannung über dem Hörer.

80 Der Klass-B-Hörer (Push-Pull-Hörer)

Vor- und Nachteile des Klass-A-Hörers

+ Sehr kleine Verzerrungen, solange der Hörer nicht in Begrenzung geht.
+ Günstiger als andere Hörerlösungen.
− Klass-A-Hörer mit Endstufe besitzen einen relativ hohen fixen Arbeitsstrom.

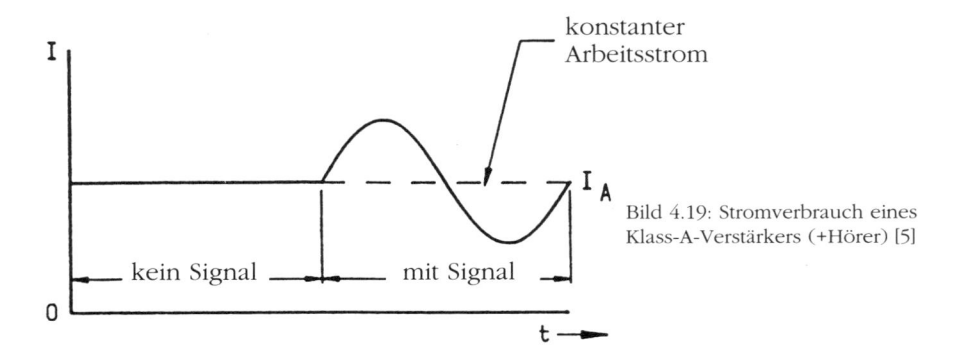

Bild 4.19: Stromverbrauch eines Klass-A-Verstärkers (+Hörer) [5]

4.2.2 Der Klass-B-Hörer (Push-Pull-Hörer)

Im Gegensatz zum Klass-A-Hörer besitzt der Push-Pull-Hörer drei Anschlüsse.

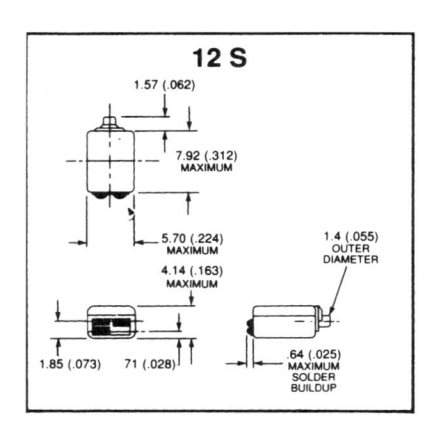

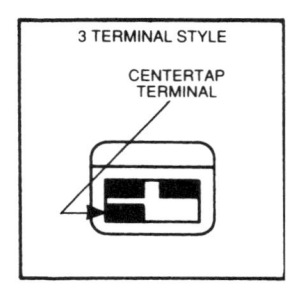

Bild 4.20: Push-Pull-Hörer (Knowles, Datenblatt [12])

Der Klass-B-Hörer (Push-Pull-Hörer) 81

Der PP-Hörer besitzt eine Spule mit Mittelabgriff. Dieser Mittelabgriff wird an der Speisespannung U_B angeschlossen, dadurch entstehen zwei Klass-A-Hörer. Beide Hälften des Hörers erhalten nun das gleiche, zueinander jedoch um 180° phasenverschobene Signal.

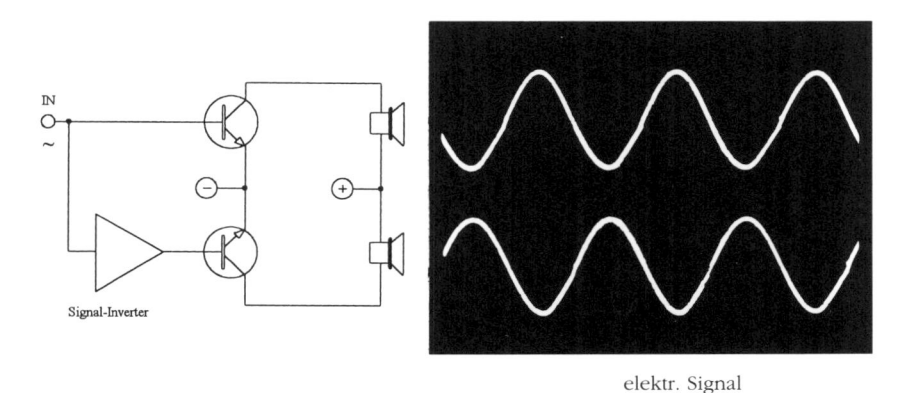

elektr. Signal

Bild 4.21: Funktionsweise PP-Verstärker/Hörer (1)

Da der Hörer durch seine Wicklung mit Mittelabgriff die Kraftwirkung (Auslenkung der Membrane) eines der beiden Signale wieder invertiert, ergibt sich eine Addition der beiden Signale.

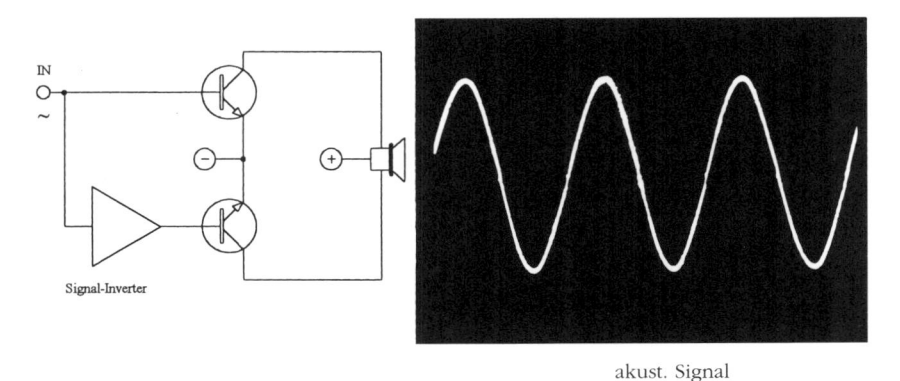

akust. Signal

Bild 4.22: Funktionsweise PP-Verstärker/Hörer (2)

Es entsteht eine max. Amplitude, die etwa um den Faktor 2 höher ist als beim Klass-A-Hörer.

82 Der Klass-B-Hörer (Push-Pull-Hörer)

Stromverbrauch

Ein weiterer Vorteil des Klass-B- gegenüber dem Klass-A-Verstärker ist, dass der Klass-B-Verstärker in Abhängigkeit des ausgesteuerten Signals Strom verbraucht, d.h. je kleiner das elektrische Signal am Hörer, desto geringer der Stromverbrauch. Ist kein Signal vorhanden, fliesst nur ein sehr kleiner Ruhestrom.

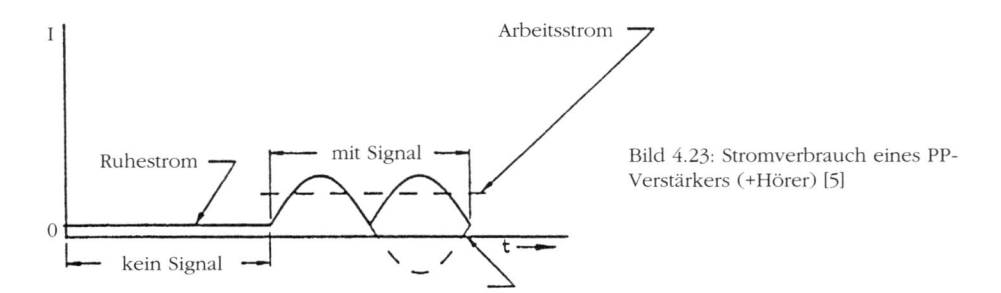

Bild 4.23: Stromverbrauch eines PP-Verstärkers (+Hörer) [5]

Da die Zunge des Hörers nur durch das Signal aus ihrer Mittellage ausgelenkt wird (es fliesst ja kein grosser Ruhestrom), besitzt der PP-Hörer keine bestimmte Polarität; d.h. die beiden Signaleingänge des PP-Hörers können vertauscht werden.
Vorsicht: Durch Vertauschen der Höreranschlüsse wird das akustische Ausgangssignal invertiert (akustisches Signal und magnetisches Feld 180° phasenverschoben). Dies kann akustische Probleme, vor allem aber bei starken HdO-Geräten, Rückkopplung auf Telefon-Position hervorrufen.

Vor- und Nachteile von PP-Hörern

+ Hoher max. Ausgangsschalldruck möglich (6 dB höher als bei Klass-A).
+ Kleiner Ruhestrom und grosser Stromverbrauch nur wenn nötig.
− Die Arbeitsweise des Klass-B-Verstärkers ergibt bei den Nulldurchgängen des Signals kleine Übernahmeverzerrungen. Diese sind umso grösser, je kleiner der Ruhestrom ist.

4.2.3 Der Klass-D-Hörer

Ein Klass-D-Hörer ist ein elektromagnetischer Hörer mit integriertem Klass-D-Verstärker; d.h. die Endstufe (hier Klass-D) ist im Gehäuse des Hörers eingebaut. Dadurch besitzt der Klass-D-Hörer drei Anschlüsse:

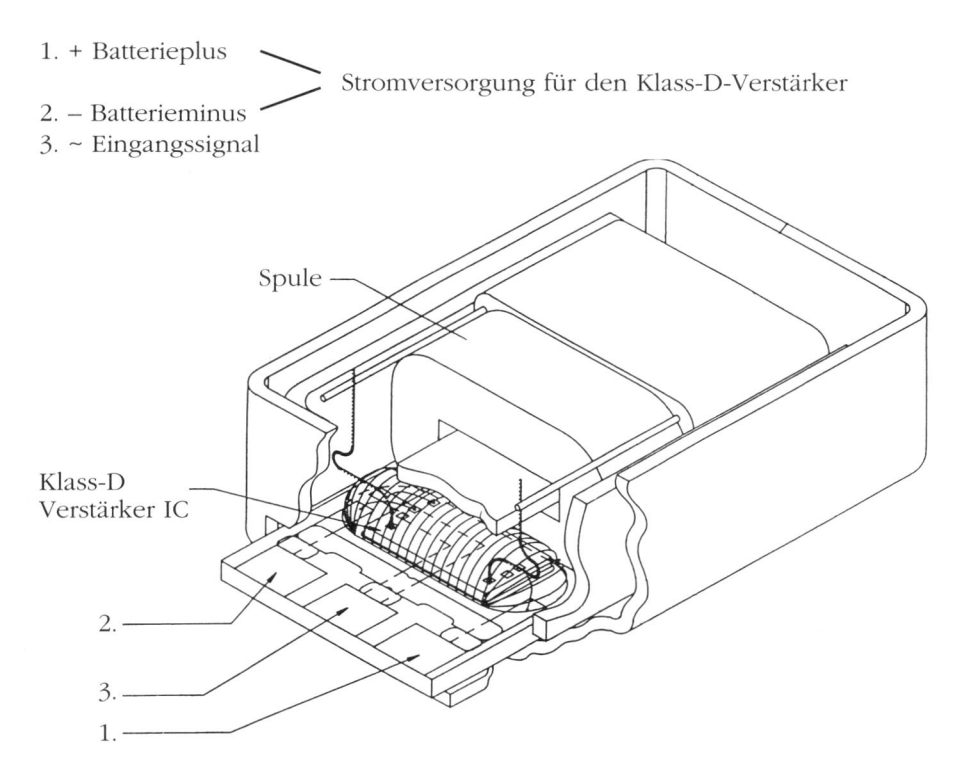

1. + Batterieplus
2. − Batterieminus } Stromversorgung für den Klass-D-Verstärker
3. ~ Eingangssignal

Bild 4.24: Klass-D-Hörer (Knowles [5])

Wie funktioniert ein Klass-D-Verstärker?

Der Klass-D-Verstärker (auch Schaltverstärker genannt) wandelt das analoge Eingangssignal in ein digitales Signal um.

Genauer: Mittels Dreieckgenerator und Komperator wird aus dem analogen Signal ein pulsbreitenmoduliertes Rechtecksignal (PWM) erzeugt. Die Abtastfrequenz beträgt etwa 100 kHz. (Siehe Bild 4.25)

84 Der Klass-D-Hörer

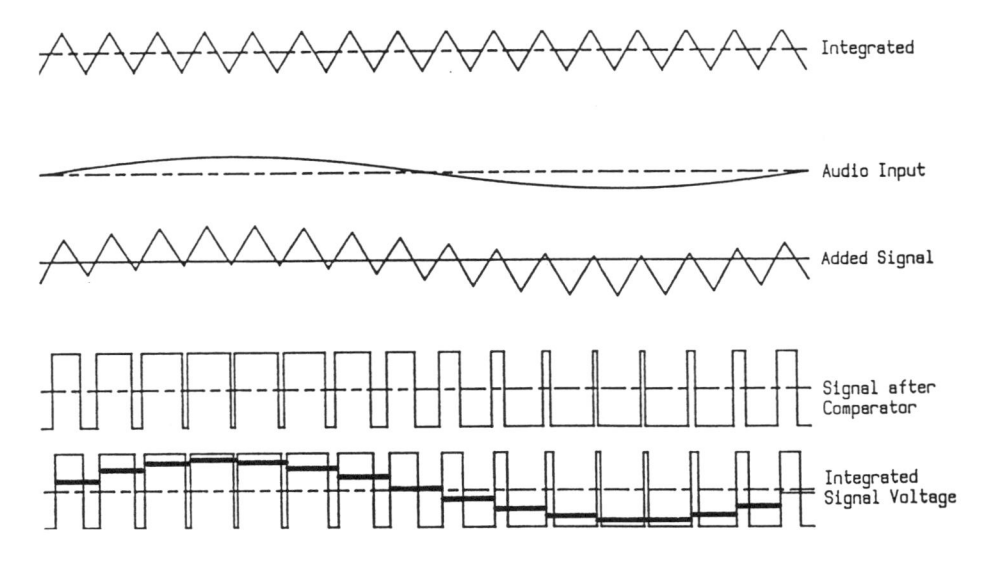

```
       Integrated
       Audio Input
       Added Signal
       Signal after Comparator
       Integrated Signal Voltage
```

Bild 4.25: Kurvenformen eines Klass-D-Verstärkers in einem Knowles Klass-D-Hörer [5]

Das pulsbreitenmodulierte Rechtecksignal steuert einen Leistungsschalter, welcher die Last (Spule des Hörers) abwechselnd an die positive und an die negative Versorgungsspannung legt.

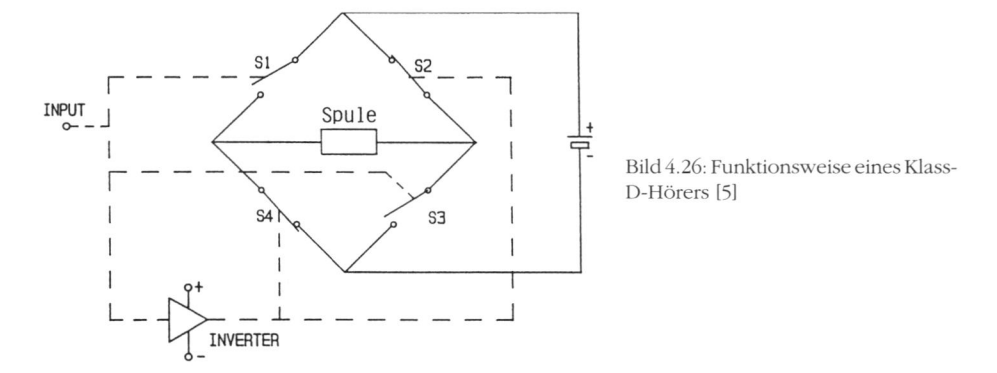

Bild 4.26: Funktionsweise eines Klass-D-Hörers [5]

Da die Hörerspule so hohe Abtastfrequenzen (100 kHz) nicht übertragen kann, wird aus dem pulsbreitenmodulierten Rechtecksignal wieder ein analoges Signal.

Stromverbrauch

Hauptvorteil des Klass-D-Hörers ist sein niedriger Stromverbrauch! Er besitzt einen ähnlich niedrigen Ruhestrom, wie der Klass-B-Hörer, jedoch ist sein Betriebsstrom wesentlich tiefer (20% bis 40%).

Vor- und Nachteile eines Klass-D-Hörers

+ Stromverbrauch
+ Geringe Grösse (durch Integration der Endstufe in das Hörergehäuse)
+ Gute akustische Eigenschaften, sofern der Hörer nicht an seiner Leistungsgrenze (max. Schalldruck) betrieben wird.
− Preis (vor allem bei Im-Ohr-Geräten, bei denen bekanntlich der Hörer oft durch Verschmutzung zerstört wird).
− Heutige Klass-D-Hörer eignen sich gut für Hochleistungsgeräte. Geräte der obersten Leistungsklasse sind damit noch nicht möglich.
 Grund: Die C-MOS-Schalter, welche die Spule abwechselnd an Batterieplus oder -minus schalten, besitzen einen nicht zu vernachlässigenden Durchgangswiderstand.
− Wird der Klass-D-Hörer an seiner Leistungsgrenze betrieben, so können auf Grund der Abtastung (100 kHz) zusätzliche Störfrequenzen entstehen.

5 Akustische Modifikationen

Der Trend in der Hörgerätewelt ist deutlich. Mehr und mehr wird das Hörgerät ein elektronisches, digitales, programmierbares Gerät. Man vergisst sehr schnell, dass das Hörgerät nicht nur elektronische sondern auch (und vor allem) akustische Eigenschaften hat. Es kann sehr gut mit einem Musikinstrument verglichen werden. Ist die Akustik eines Instrumentes schlecht, so entsteht auch durch komplizierte Elektronik (z.B. bei einer Aufnahme) "schlechter Sound".
In diesem Kapitel werde ich aufzeigen, wie durch akustische Modifikationen am Mikrophon, am Hörer (Winkel) oder an der Otoplastik ein Hörgerätefrequenzgang oft sehr einfach verändert, d.h. verbessert oder aber auch verschlechtert werden kann. Diese Modifikationen können zum Teil auch durch den Akustiker ausgeführt werden.

5.1 Akustische Modifikation am Mikrophon

Grundsätzlich kann hier auf die verschiedenen Mikrophontypen [Kapitel 4.1.3] hingewiesen werden.

Mikrophonschlauch/Nippel

Die Wahl des Mikrophonschlauches (Länge/Durchmesser) bestimmt in grossem Masse den Frequenzgang (Bild 5.1 und 5.2).

Länge

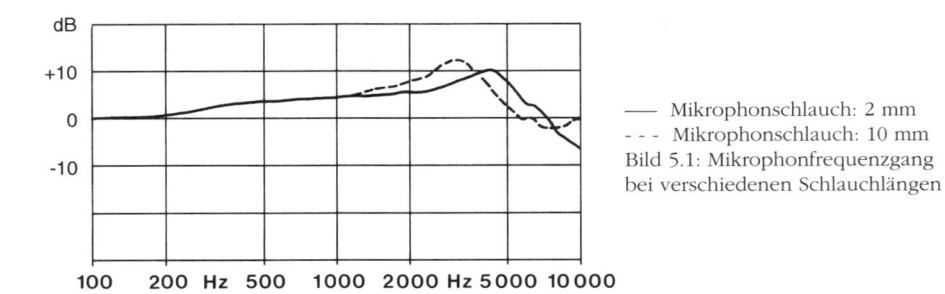

—— Mikrophonschlauch: 2 mm
- - - Mikrophonschlauch: 10 mm
Bild 5.1: Mikrophonfrequenzgang bei verschiedenen Schlauchlängen

Durch Verlängerung des Mikrophonschlauches (Schlauch und Nippel) verschiebt sich die Mikrophonresonanz zu tiefen Frequenzen hin.

Durchmesser

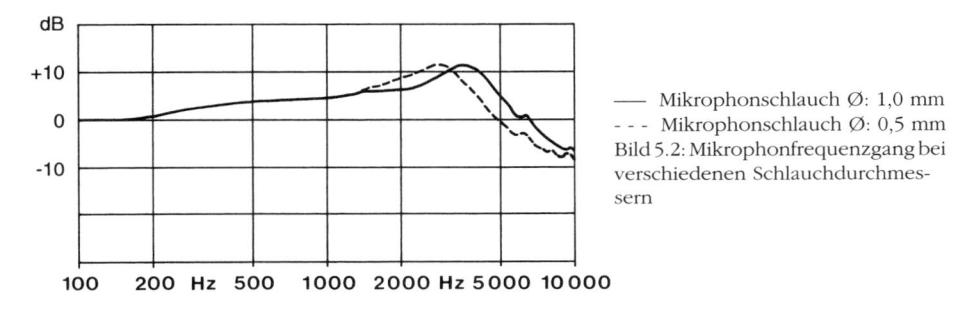

—— Mikrophonschlauch Ø: 1,0 mm
- - - Mikrophonschlauch Ø: 0,5 mm
Bild 5.2: Mikrophonfrequenzgang bei verschiedenen Schlauchdurchmessern

Durch Verkleinerung des Schlauchdurchmessers (Schlauch oder Nippel) werden die hohen Frequenzen abgeschnitten. Nachteil einer solchen Frequenzgangmodifikation ist, dass das Hörgeräte-Rauschen (im Gegensatz zur elektronischen Hochtonabsenkung) nicht abnimmt.

5.2 Akustische Modifikation am Hörgerätehörer/Winkelstück

Die Hersteller der Hörgerätehörer bieten unterschiedlichste Hörer an (Grösse, Schalldruck, Frequenzgang). Die Standard-Hörer besitzen ausgeprägte Resonanzen; daneben gibt es gedämpfte Hörer, bei welchen durch akustische Filter (Dämpfer) die Hörerresonanzen unterdrückt werden. Beim ungedämpften Frequenzgang eines HdO-Gerätes können fünf typische Spitzen (Resonanzen) festgestellt werden (Bild 5.3).

1. Erste Schallschlauch-Resonanz bei ca. 1200 Hz.
2. Hörer-Resonanz bei ca. 2500 Hz.
3. Schallschlauch-Resonanz bei ca. 3600 Hz.
4. Schallschlauch-Resonanz bei ca. 4800 Hz.
5. Hörer-Resonanz bei ca. 6000 Hz.

88 Akustische Modifikation am Hörgerätehörer/Winkelstück

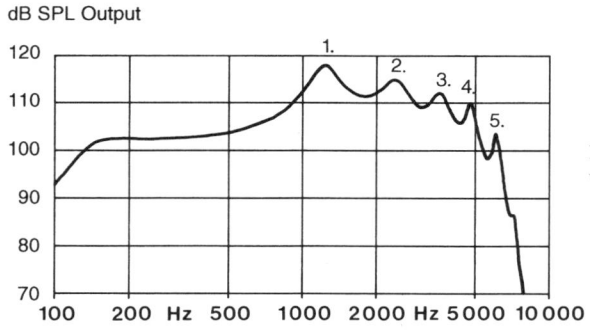

Bild 5.3: Resonanzspitzen eines ungedämpften Hörers

Die exakte Ansiedlung der Resonanzspitzen über das ganze Frequenzband hängt von der Grösse des Hörers sowie der Länge und dem Durchmesser des Schlauches ab. Hörgeräte mit derart starken Resonanzen werden oft vom Benutzer als unnatürlich und von unangenehmer Tonqualität beurteilt. Deshalb ist es oft sinnvoll, diese Resonanzen zu dämpfen.

Die häufigste und einfachste akustische Modifikation am HdO-Gerät ist die Veränderung des Hörgerätewinkels. Mit speziellen Filtern im Winkel lassen sich nun diese Schlauch/Hörerresonanzen dämpfen (Bild 5.4).

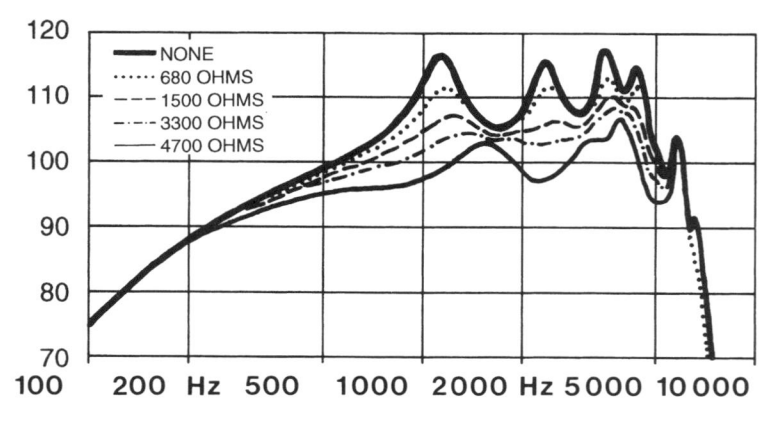

Bild 5.4: Verschiedene Knowles-Dämpfungselemente im Winkel

Vorteil eines solchen, durch Dämpfung der Resonanzen erhaltenen flachen Frequenzganges ist, neben einem natürlicheren Klang, die Tatsache, dass durch Glättung des Frequenzganges keine Resonanzspitzen die Unbehaglichkeitsschwelle (UCL) überschreiten. Dadurch muss die Dynamik des Hörgerätes nicht unnötigerweise verkleinert werden.

Interessant ist nun die Tatsache, dass nicht nur der Wert des Dämpfungselementes, sondern auch der Ort (im Winkel oder Otoplastik) von grosser Bedeutung ist. Bild 5.5 zeigt verschiedene Frequenzgänge mit demselben Filter gemessen. Durch Verschiebung des Filters lassen sich unterschiedliche Frequenzgänge erzeugen.

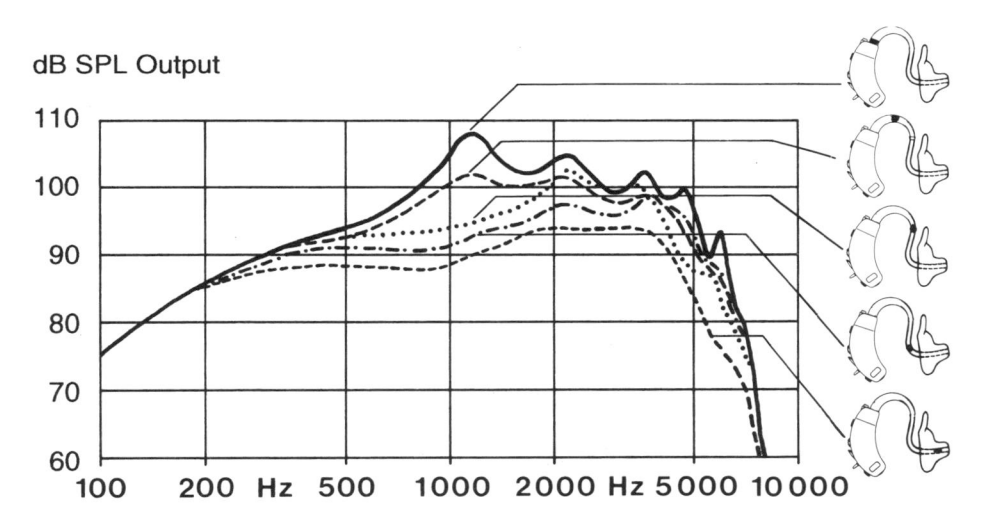

Bild 5.5: Frequenzgänge in Funktion der Filterplazierung

Befindet sich das Filter nahe am Hörer, so wird der mittlere Frequenzbereich gleichermassen gedämpft. Durch Verschiebung des Filters in Richtung Otoplastik wird vor allem die erste Schallschlauch-Resonanz gedämpft. Durch geschickte Dimensionierung des Winkels mit richtigem Filter lässt sich ein sogenannter etymotischer Frequenzgang erzeugen.

Etymotischer Frequenzgang

Durch Dämpfung der Resonanzspitze bei 1000 Hz mittels eines Hörgeräte-Winkels, lässt sich ein etymotischer Frequenzgang erzielen. Dieser kompensiert den Verlust der natürlichen Ohrkanalresonanz.

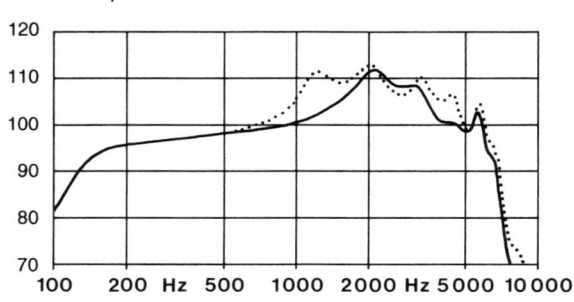

90 Akustische Modifikation am Hörgerätehörer/Winkelstück

Bild 5.6: Etymotischer Frequenzgang mit Hilfe eines Dämpfungselementes

Spezialwinkelstück

Die Firma Etymotic Research bietet speziell geformte Winkelstücke an, welche in Verbindung mit handelsüblichen HdO-Geräten sehr einfache und wirksame Lösungen für drei verschiedene Hörverlusttypen bieten. Ihr Einsatz beschränkt sich wegen Grösse und Preis auf die Versorgung schwieriger Fälle.

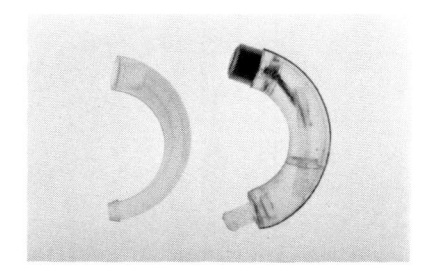

Bild 5.7: Standard-Winkel (links) und Spezial-Winkel (rechts) (Etymotic-Research)

Hochton-Winkelstück

Bei Verwendung des Hochton-Winkelstückes ist es möglich, ein Breitbandhörgerät in ein extrem hochtoniges Gerät mit stark reduzierter Verstärkung unterhalb 3 kHz zu verwandeln (Bild 5.8).

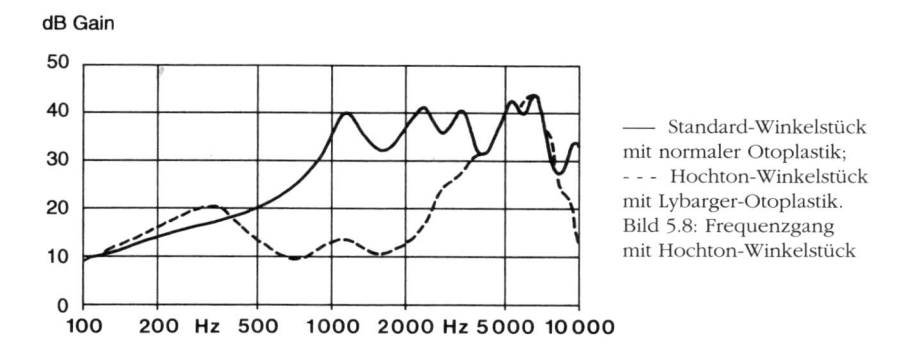

Akustische Modifikation am Hörgerätehörer/Winkelstück

—— Standard-Winkelstück mit normaler Otoplastik;
- - - Hochton-Winkelstück mit Lybarger-Otoplastik.
Bild 5.8: Frequenzgang mit Hochton-Winkelstück

Tiefton-Winkelstück

Dieses Winkelstück wurde für Probanden mit Tieftonverlust entwickelt. Die Frequenzübertragung ab 800 Hz fällt stark ab (Bild 5.9).

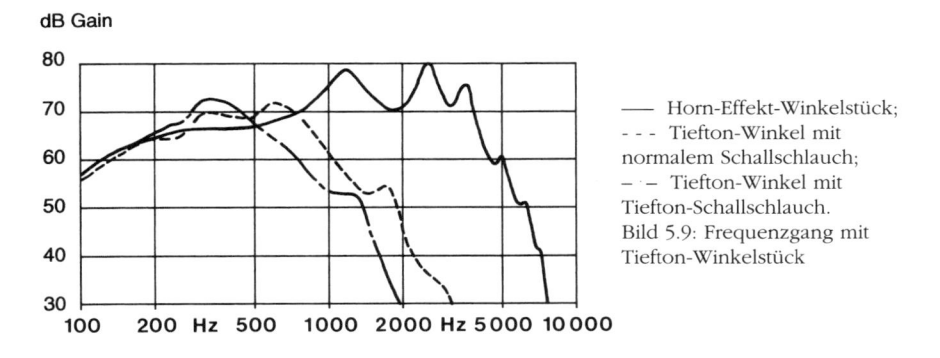

—— Horn-Effekt-Winkelstück;
- - - Tiefton-Winkel mit normalem Schallschlauch;
– · – Tiefton-Winkel mit Tiefton-Schallschlauch.
Bild 5.9: Frequenzgang mit Tiefton-Winkelstück

Kerbfilter-Winkelstück

Das Kerbfilter-Winkelstück enthält eine Bandsperre, welche bei 2 kHz eine Dämpfung von 20 dB erreicht. Der Vorteil eines solchen Kerbfilters ist, dass er zusammen mit einer normalen Otoplastik verwendet werden kann. Dadurch kann die Wirkung in der Anpass-Situation direkt erprobt werden (Bild 5.10).

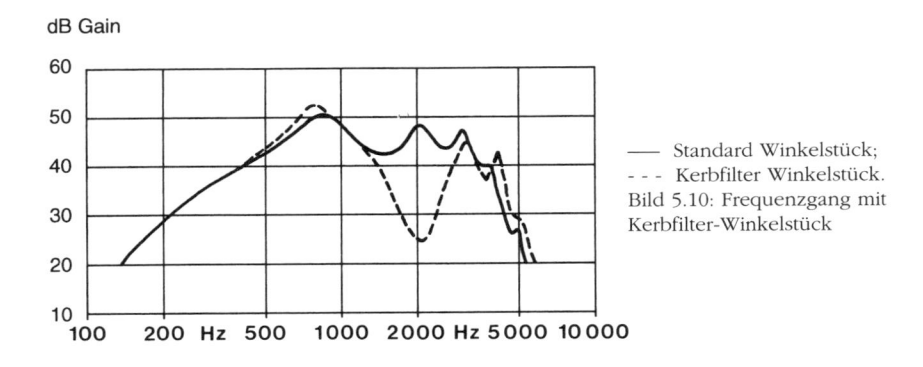

92　*Akustische Modifikation an der Otoplastik*

dB Gain

— Standard Winkelstück;
- - - Kerbfilter Winkelstück.
Bild 5.10: Frequenzgang mit Kerbfilter-Winkelstück

5.3 Akustische Modifikation an der Otoplastik

Die wichtigste akustische Modifikation, die der Akustiker durchführen kann, ist die Veränderung der Otoplastik. Es stellt sich nun die Frage, wie und in welchem Frequenzbereich eine akustische Modifikation möglich ist. Bild 5.11 zeigt klar die drei Bereiche, die durch die verschiedenen Modifikationen verändert werden können.

Wichtig: Da sich die drei Bereiche nur wenig überlappen, kann man gezielt eine oder mehrere Modifikationsarten gleichzeitig durchführen.

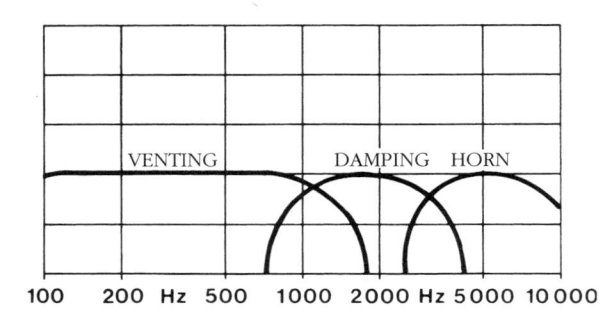

Bild 5.11: Einfluss akustischer Modifikationen an der Otoplastik

Venting (Zusatzbohrung)

Die Zusatzbohrung bewirkt je nach Grösse (und Länge) verschiedene Effekte.

1) Beseitigung des Verschlussphänomens und Druckgefühls

Der Verschluss des Gehörganges bewirkt eine erhebliche Steigerung des Schalldruckpegels im Gehörgang durch die vom Benutzer verursachten Schallereignisse (eigene Stimme, Kaugeräusche). Verschiedene Schallereignisse (z.B. Vokale) werden bei einem geschlossenen Gehörgang um 30–40 dB bei etwa 125 Hz verstärkt.
Im Gegensatz zum Druckgefühl, welches schon durch eine kleine Zusatzbohrung behoben werden kann, ist der Verschlusseffekt (Occlusion) erst durch eine vollständig offene Otoplastik zu beheben (Bild 5.12). Zwar reduzieren grosse Zusatzbohrungen das Verschlussphänomen unterhalb 750 Hz beträchtlich, doch kann bei 1 kHz eine Verstärkung von bis zu 20 dB verbleiben. Bei beidohrigen Versorgungen muss zudem die Summation der Verschlusseffekte in Betracht gezogen werden.

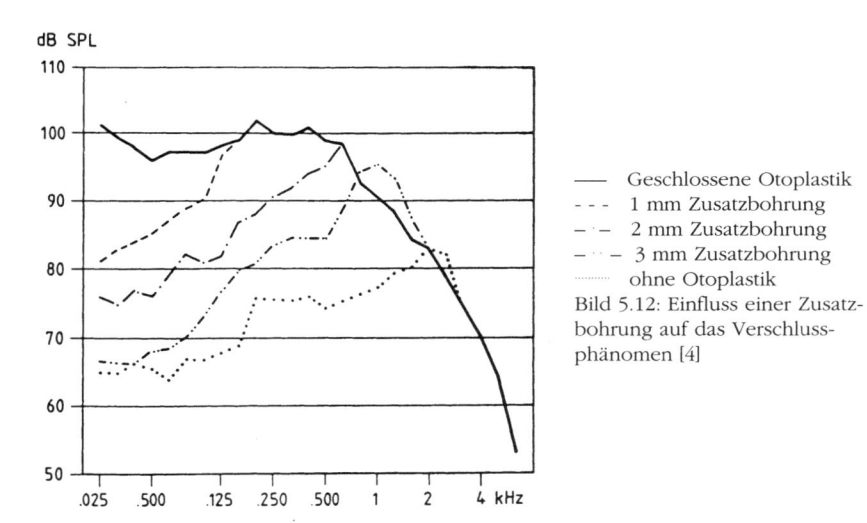

―― Geschlossene Otoplastik
- - - 1 mm Zusatzbohrung
– · – 2 mm Zusatzbohrung
– ·· – 3 mm Zusatzbohrung
········ ohne Otoplastik

Bild 5.12: Einfluss einer Zusatzbohrung auf das Verschlussphänomen [4]

2) Dämpfung der tiefen Frequenzen

Durch Vergrösserung der Zusatzbohrung werden tiefe Frequenzen abgeschnitten. Sie ist eine Funktion des Durchmessers und der Länge der Zusatzbohrung (Bild 5.13/5.14).

94 Akustische Modifikation an der Otoplastik

```
——— 0.5 mm
- - - 1 mm
– · – 2 mm
········ 3 mm
(Durchmesser der Zusatzbohrung)
```
Bild 5.13: Tieftondämpfung in Funktion des Durchmessers der Zusatzbohrung

```
——— 9x2 mm
- - - 3x2 mm
– · – 3x3 mm
········ open
(Grösse der Zusatzbohrung)
```
Bild 5.14: Tieftondämpfung in Funktion der Länge der Zusatzbohrung

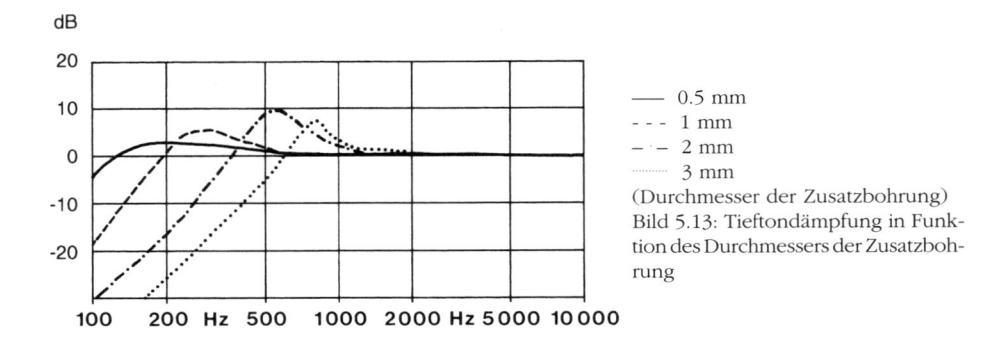

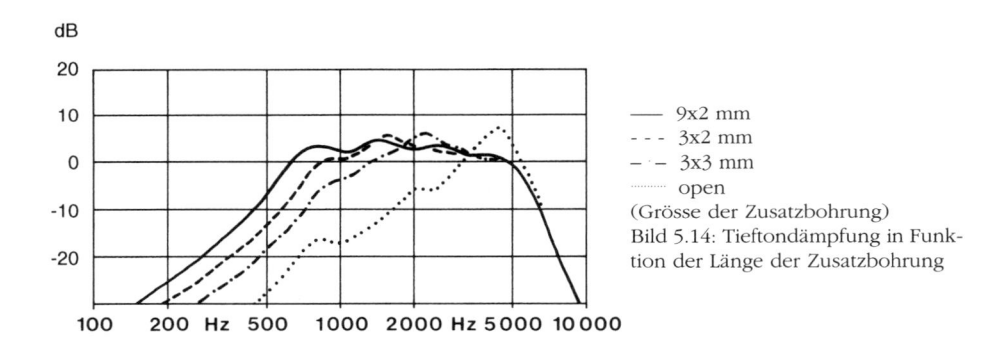

Die Vermeidung einer übertriebenen Tiefenverstärkung kann, besonders in Tieftonlärm-Situationen, eine bessere Sprachverständlichkeit bewirken. Die Wiedergabe der tiefen Frequenzen kann entweder mit akustischen oder elektronischen Mitteln beeinflusst werden. Eine akustische Beeinflussung der Tiefenwiedergabe erfolgt automatisch, wenn der Gehörgang offen bleibt (bis zu 30 dB geringere Verstärkung bei 500 Hz). Obwohl dieselben Effekte auch mit elektronischen Filtern erzielt werden könnten, zeigen subjektive Vergleiche mit akustischen Modifikationen eine eindeutige Bevorzugung (sowohl hinsichtlich der Beurteilung des Klangs wie auch der Sprachverständlichkeit) der akustischen Lösung.

Akustische Modifikation an der Otoplastik 95

Dämpfung

Mittels akustischer Dämpfungselemente (akustische Widerstände) in der Otoplastik, lassen sich die Frequenzen im Bereich 800 Hz bis 4000 Hz dämpfen (siehe Seite 89). Diese Dämpfungselemente werden heute meist (da es einfacher ist) nicht in der Otoplastik, sondern im Hörgerätewinkel eingesetzt (Seite 81).

Horn-Effekt

Durch Erweiterung des Schlauchdurchmessers am Otoplastik-Ausgang wird die Höhenübertragung positiv beeinflusst (Horn-Effekt). Typische Schallschläuche mit Horn-Effekt sind z.B. Libby-Horn und Bakke-Horn. Die Wirkungsweise verschiedener Ausgangsdurchmesser sind im Bild 5.15 dargestellt.

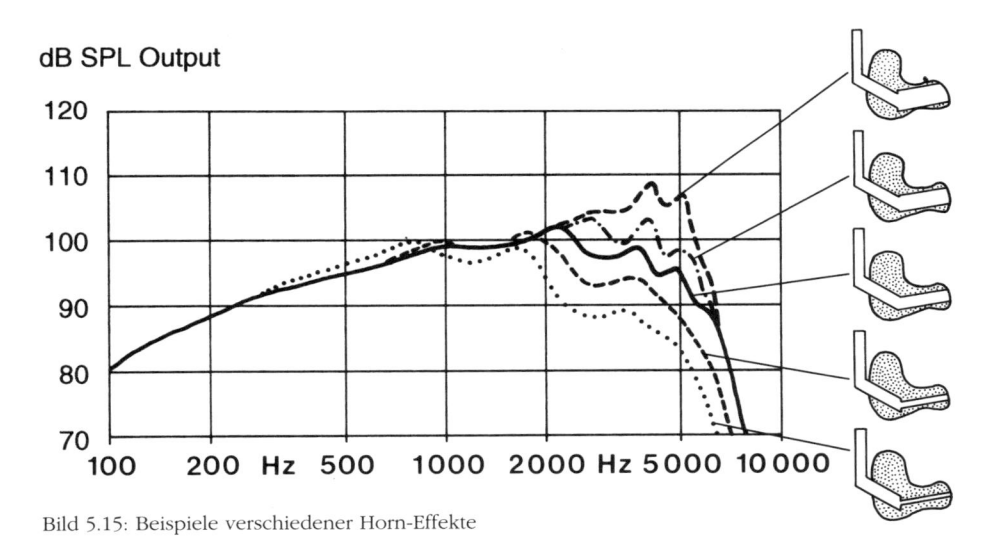

Bild 5.15: Beispiele verschiedener Horn-Effekte

Grundsätzlich sollte immer eine möglichst gute Hochtonübertragung angestrebt werden. Problematisch bei der Anwendung eines Horns ist der relativ grosse Platzbedarf und die Gefahr der Rückkopplung.

5.4 Modifikation bei Rückkopplung

Was ist Rückkopplung (Feedback)?

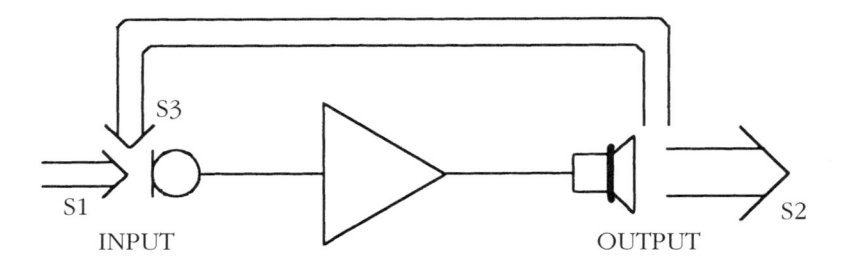

Bild 5.16: Entstehung einer akustischen Rückkopplung

1. Ein Signal S1 trifft auf den Eingang eines Systems und wird verstärkt.
2. Am Ausgang entsteht ein Signal S2, welches um den Verstärkungsfaktor grösser ist als S1.
3. Ein Teil von S2 wird (unbeabsichtigt) zum Eingang zurückgeleitet.
Dies ergibt am Eingang das rückgeführte Signal S3.
– ist S3 grösser als S1 entsteht eine Rückkopplung.

Welche Arten von Rückkopplungen gibt es?

Beim Hörgerät kann man zwischen vier verschiedenen Rückkopplungsarten unterscheiden:

1) Akustische Rückkopplung

Die wichtigste und häufigste Rückkopplungsart ist die akustische Rückkopplung. Sie entsteht zwischen Hörer und Mikrophon. Diese Art Rückkopplung ist oft auf die Otoplastik (undicht oder zu grosse Zusatzbohrung) zurückzuführen. Es ist jedoch möglich, dass das Hörgerät intern koppelt (Servicestelle muss interne Mikrophon- und Hörerschläuche ersetzen).

2) Mechanische Rückkopplung

Diese tritt auf, wenn die Vibrationsdämpfung der Mikrophon- und Hörer-Lagerung zu schlecht ist. Vom Hörer erzeugte Vibrationen, werden über das Hörgerätegehäuse weitergeleitet und vom Mikrophon (über das Mikrophongehäuse) aufgenommen und verstärkt. Mechanische Rückkopplung tritt bei starken Tieftongeräten und meistens bei tiefen Frequenzen unter 1000 Hz auf.

3) Magnetische Rückkopplung

Magnetische Rückkopplung tritt auf Stellung T auf. Das magnetische Feld des Hörers wird von der Telephonspule aufgenommen und wieder verstärkt. Die magnetische Rückkopplung kann im ganzen Frequenzbereich auftreten.

4) Elektrische Rückkopplung

Bei der elektrischen Rückkopplung wird der Verstärker instabil. Dies entsteht vor allem dann, wenn die Hörgerätebatterie schlecht wird d.h. die Spannung der Batterie wird kleiner und der Innenwiderstand wird grösser. Eine solche Instabilität tritt oft bei den tiefen Frequenzen auf und wird auf Grund des Fehlerbildes „motorboating" genannt (tönt wie ein Motorboot).

Behebung der Rückkopplung

In diesem Kapitel werde ich nur auf die Behebung der akustischen Rückkopplung (Punkt 1) eingehen. Rückkopplungen von Punkt 2 bis 4 können als Hörgerätefehler gewertet werden. Die Geräte müssen zur Reparatur dem Hersteller zurückgeschickt werden. Bei Rückkopplung muss folgendermassen vorgegangen werden.

a) Bestimmung der Rückkopplungsart (Punkt 1, 2, 3 oder 4)

b) Bei akustischer Rückkopplung muss herausgefunden werden, ob es sich um eine externe (über Otoplastik) oder um eine interne (im Hörgerätegehäuse) Rückkopplung handelt. Wird beim Hörgerät der Hörerausgang (Winkelstück) zugehalten, darf das Hörgerät nicht pfeifen, sonst liegt eine interne Rückkopplung vor.

c) Bei akustischer Rückkopplung muss die Rückkopplungs-Frequenz bestimmt werden.

1. Tritt die Rückkopplung bei tiefen Frequenzen auf (1000 Hz bis 2000 Hz), so gibt es folgende Behebungsmöglichkeiten:
– Reduzierung der Verstärkung.
– Bei HdO-Gerät: Dämpfung der Übertragung mittels Filter im Winkel.
– Verkleinerung der Zusatzbohrung.
2. Tritt die Rückkopplung bei hohen Frequenzen auf (3000 Hz bis 5000 Hz):
– Reduzierung der Hochtonverstärkung mittels HC-Steller (High Cut-Filter) oder der Otoplastik.
– Verkleinerung der Zusatzbohrung.

Vergleiche auch Kapitel 8: Hörgerätefehlersuche.

6 Hörgerätefunktionen

In diesem Kapitel werde ich die verschiedenen Hörgerätefunktionen genauer untersuchen. Die verschiedenen Funktionen sind entweder vom Akustiker bei der Anpassung einzustellen oder vom Benutzer zu bedienen.

6.1 Die Filterfunktionen

Der Frequenzgang kann bei den meisten Hörgeräten verändert werden. Zu diesem Zweck wurden im Hörgeräteverstärker elektronische Filter eingebaut. Diese Filter bestehen meistens aus den elektronischen Komponenten R (Widerstand) und C (Kondensator). Um die Filterfunktionen zu ändern (Frequenzgang des Hörgerätes zu verändern) wird der Widerstand durch einen Trimmer (verstellbarer Widerstand) ersetzt. Der Akustiker kann nun mit einem kleinen Schraubenzieher den Widerstandswert ändern und so das Hörgerät dem Hörverlust anpassen. Das Filter kann in den hohen oder tiefen Frequenzen wirksam sein.

Das Hochpass-Filter (Low Cut)

Das Hochpassfilter lässt, wie der Name schon sagt, die hohen Frequenzen durch.

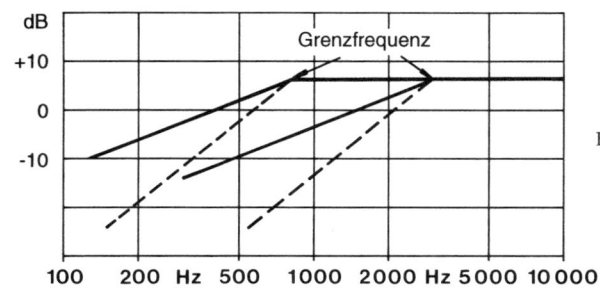

Bild 6.1: Hochpass-Filter-Funktion

Durch Aenderung des Widerstandes lässt sich die Grenzfrequenz ändern. Die Ordnung der Filter gibt die Steilheit der Filterkurve an.

1. Ordnung   Steilheit = 6 dB/Oktave.
2. Ordnung   Steilheit = 12 dB/Oktave.

100 *Die Filterfunktionen*

Filter 1. Ordnung sind meist sogenannte „passive Filter" d.h. die Filterfunktion wird allein durch ein RC-Glied erzielt.

Sind Filter höherer Ordnung vorhanden (2. bis 4. Ordnung), so handelt es sich um „aktive Filter". Diese Filter besitzen neben den passiven Bauelementen (R und C) auch aktive Teile (Verstärker).
Der Vorteil aktiver gegenüber passiver Filter ist ihr viel grösserer Wirkungsbereich. Moderne Hörgeräte (vor allem die digital programmierbaren) besitzen alle aktive Filter.

Tiefpass-Filter (High Cut)

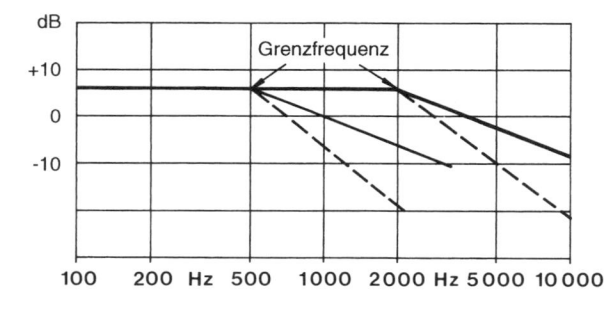

Bild 6.2: Tiefpass-Filter-Funktion

Das Tiefpassfilter lässt tiefe Frequenzen passieren. Da bei den meisten Hörgeräten nicht genügend hohe Frequenzen vorhanden sind (zu schmalbandige Hörer), wird das Tiefpassfilter nur bei Problemen wie Rückkopplung des Gerätes verwendet. Da die Schwerhörigen oft über Jahre (Jahrzehnte) die hohen Frequenzen nicht mehr gehört haben, besitzen die Geräte zu Beginn der Anpassung meist einen zu grellen Klang.
Mit dem Tiefpassfilter kann der Frequenzgang in den hohen Frequenzen abgeschnitten werden. Nach einer gewissen Angewöhnungszeit ist es dann möglich, den Frequenzgang des Gerätes zu verbreitern. Untersuchungen haben gezeigt, dass zu Beginn einer Anpassung bei Verbreiterung des Frequenzganges, keine Verbesserung der Sprachverständlichkeit eintritt. Wird nach einer Gewöhnungszeit von einigen Monaten ein erneuter Sprachtest gemacht, so können beträchtliche Verbesserungen eintreten.

Die Begrenzung 101

6.2 Die Begrenzung

Eine wichtige Funktion bei der Anpassung besitzt der Begrenzungssteller. Er verhindert, dass der max. Ausgangsschalldruck die Unbehaglichkeitsgrenze des Schwerhörigen überschreitet. Die Technik bietet verschiedene Möglichkeiten, den max. Schalldruck zu begrenzen. Die Wahl der besten Begrenzungsart, muss bei der Anpassung gemeinsam durch den Akustiker und den Hörbehinderten getroffen werden.

Es gibt keine Begrenzungsart, welche für jeden Hörverlust optimal ist.

6.2.1 Der Peak-Clipper

Im Blockschaltbild (Bild 6.3) wird der Peak-Clipper am Beispiel einer Klass-B-Endstufe vereinfacht dargestellt.

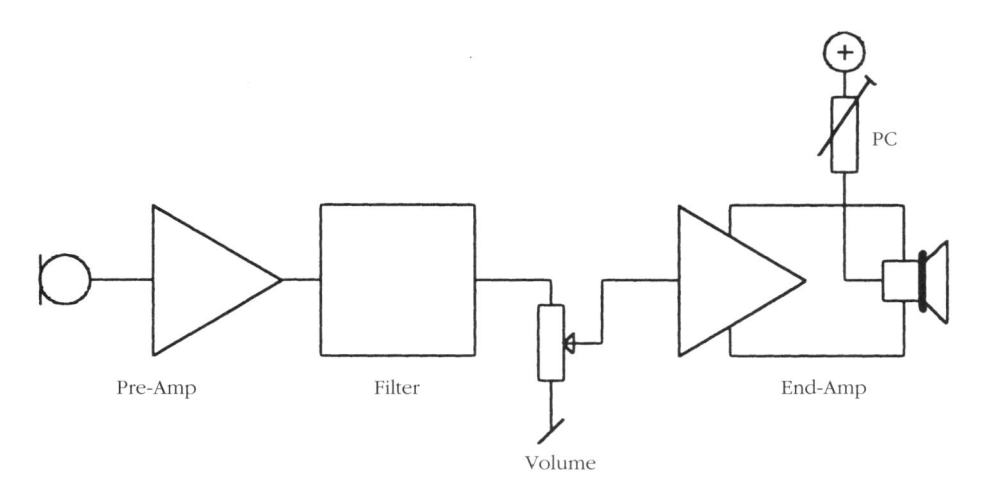

Bild 6.3: Blockschaltung einer PC-Begrenzung (Klass-B)

Beim Peak-Clipper werden, wie der Name schon sagt, zu hohe Signalanteile abgeschnitten.

102 *Der Peak-Clipper*

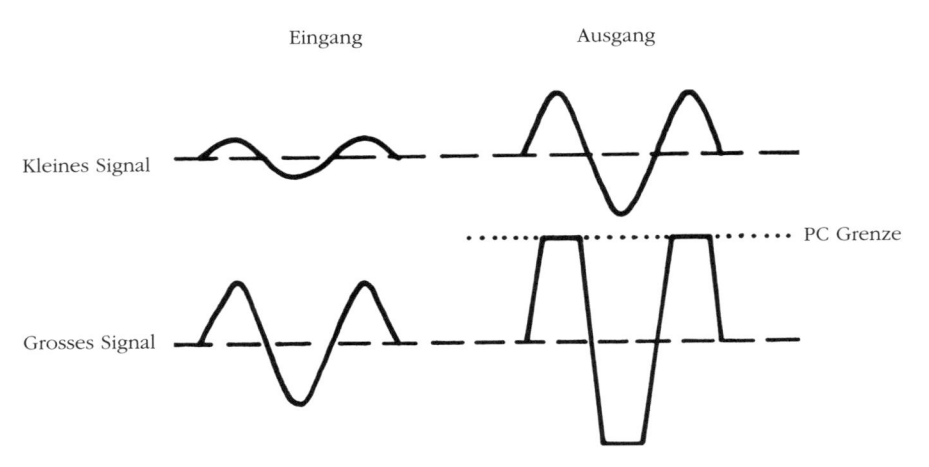

Bild 6.4: Funktion einer PC-Begrenzung verschiedener Eingangssignale

Eine solche Begrenzung des Ausgangsschalldruckes führt zu grossen Verzerrungen. Da der Peak Clipper sehr schnell arbeitet, entstehen praktisch keine Ein- und Ausschwingzeiten. Geeignet ist die PC-Begrenzung bei Schwerhörigen mit einer stark eingeschränkten Dynamik (benötigt eine grosse Verstärkung bei relativ tiefer Unbehaglichkeitsgrenze). Die Wirkungsweise einer PC-Begrenzung zeigt das Ein-/Ausgangsdiagramm in Bild 6.5.

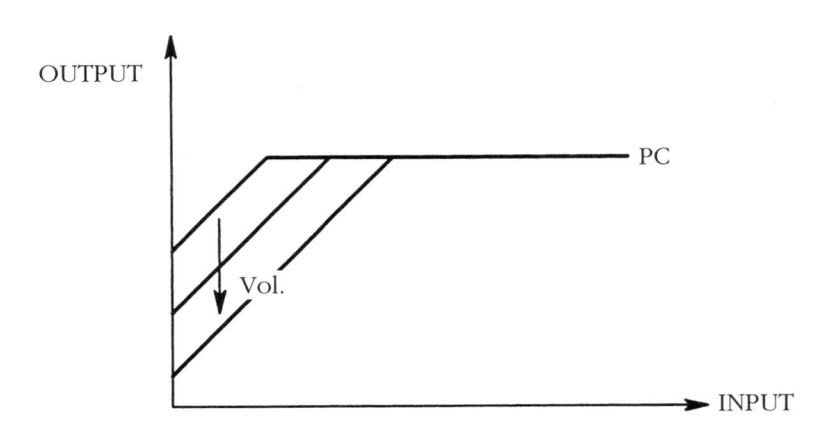

Bild 6.5: Ein-/Ausgangsdiagramm bei PC-Begrenzung

Der max. Schalldruck überschreitet die vom Peak-Clipper eingestellte Grenze nie. Bei Reduktion der Verstärkung mit dem Potentiometer (Vol.) wird die PC-Grenze nicht verändert. Es ändert sich der Einsatzpunkt der PC-Begrenzung d.h. bei Reduktion der Verstärkung wandert der Einsatzpunkt nach rechts (zu höheren Eingangspegeln). Dies bedeutet, dass das Hörgerät später in die Begrenzung geht.

Vor- und Nachteile des Peak-Clippers

+ Einzige Art, eine möglichst hohe Verstärkung im Begrenzungsfall zu erreichen (keine Verstärkungsreduktion).
+ Keine störende Ein- und Ausschwingzeit vorhanden.
− Der Peak-Clipper verursacht einen grossen Klirrfaktor.

Eine spezielle Art des Peak-Clippers ist die Diodenkompression.

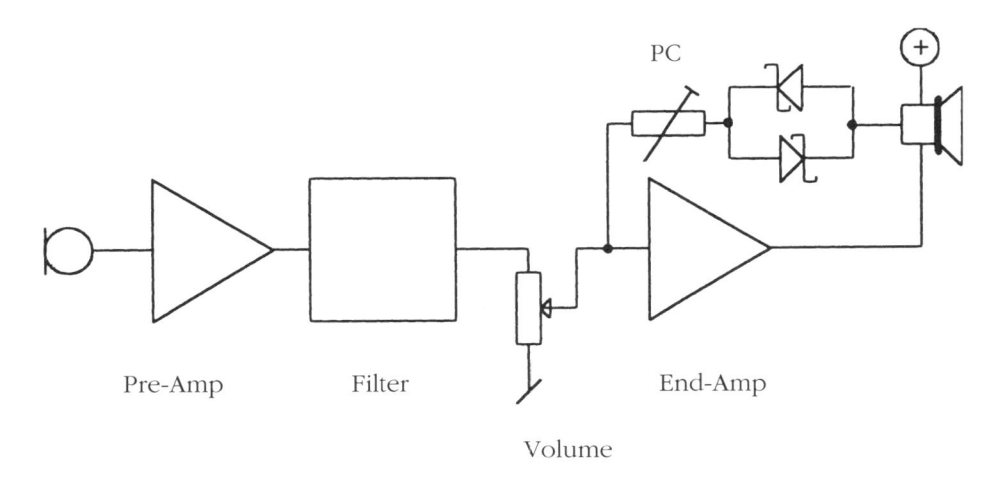

Bild 6.6: Schaltbild einer Diodenkompression

Über die Endstufe werden antiparallele Dioden geschaltet. Diese begrenzen das Signal auf maximal eine Diodenspannung (bei Verwendung von Schottky Dioden auf 300 mV). Die Diodenkompression wird vor allem bei Klass-A-Endstufen verwendet, da dort der Peak-Clipper als Seriewiderstand zum Hörer, eine asymetrische Begrenzung mit einem hohen Anteil an zweiten harmonischen Verzerrungen ergibt. Diese wirken sich sehr nachteilig auf das Sprachverständnis aus. Sie werden durch die symetrische Diodenkompression stark reduziert.

104 *Die AGC-Schaltungen*

6.2.2 Die AGC-Schaltungen

AGC = Automatic Gain Control.

AGC-Schaltungen verändern die Verstärkung, sobald ein gewisser Pegel (Einsatzpunkt, Kniepunkt, Schwellenpunkt, Threshhold) erreicht wird. Solange dieser Pegel nicht erreicht wird, arbeitet die AGC wie ein linearer Verstärker.

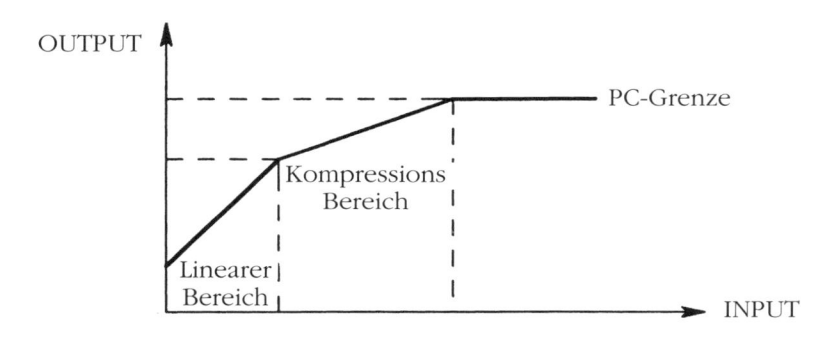

Bild 6.7: Ein-/Ausgangsdiagramm einer AGC-Schaltung

Nach Erreichung dieses Pegels (Einsatzpunkt), beginnt die AGC ihre Verstärkung zu reduzieren – es entsteht ein Kompressionsbereich.

Das Kompressionsverhältnis kann durch den Hörgeräteentwickler vorbestimmt werden. Ein Kompressionsverhältnis von 2:1 bedeutet, dass das Eingangssignal um zwei Teile erhöht werden muss, damit sich das Ausgangssignal um einen Teil erhöht.

Besitzt die AGC ein sehr hohes Kompressionsverhältnis (10:1 oder mehr), so kann sie als Begrenzung eingesetzt werden.

Das Kompressionsverhältnis ist von den Regelzeiten der AGC abhängig. Der statische Fall (Messung nach Norm) ergibt das gewünschte Kompressionsverhältnis. Dynamische Anregung der AGC (durch Sprache) verkleinert das Kompressionsverhältnis bei zu grossen Ein- und Ausschwingzeiten.

Zeiten

Da die AGC eine Regelschaltung ist, besitzt sie Ein- und Ausschwingzeiten (siehe Kapitel [3.2.8]) Diese Zeiten dürfen jedoch nicht willkürlich gewählt werden, sondern sind abhängig von der Funktion der AGC; d.h. für welche Art Schwerhörigkeit sie eingesetzt wird.

AGC-Schaltungen werden in zwei Gruppen unterteilt, welche in ihrer Anwendung verschieden sind (resp. sein sollten).

AGCi und AGCo

a) Die AGCi-Schaltung

AGCi = Input Automatik Gain Control

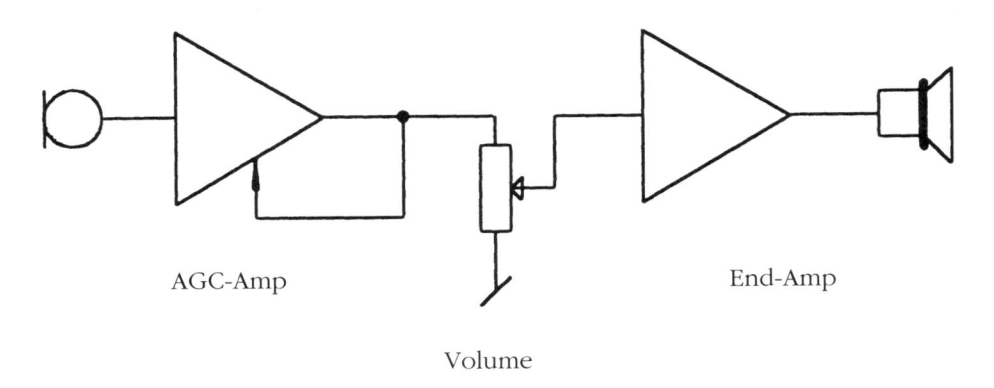

Bild 6.8: Schaltschema einer AGCi-Schaltung

Eine AGCi ist dann vorhanden, wenn sich der AGC-Kreis vor dem Volumenkontroll (Lautstärkeregler) befindet. Die Wirkungsweise einer AGCi-Schaltung lässt sich leicht mit dem Eingangs-/Ausgangsdiagramm beschreiben.

106 Die AGC-Schaltungen

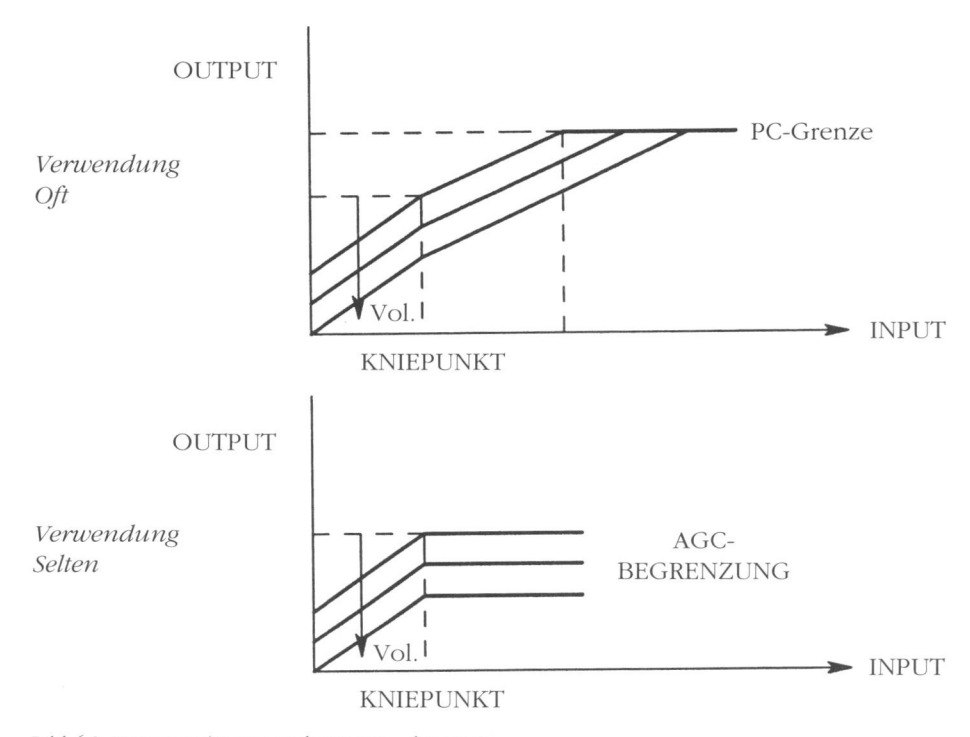

Verwendung Oft

Verwendung Selten

Bild 6.9: Eingangs-/Ausgangsdiagramme der AGCi

Bei einer AGCi-Schaltung bleibt der Einsatzpunkt (Kniepunkt) bei einer Verstärkungsreduktion durch den Lautstärkeregler (Vol.) konstant.

Da eine AGCi meistens ein Kompressionsverhältnis von 2:1 oder 3:1 besitzt, muss der max. Ausgangsschalldruck durch einen nachfolgenden Peak-Clipper oder eine AGCo mit hohem Kompressionsverhältnis begrenzt werden. Die AGCi (Kompressionsverhältnis z.B. 2:1) wird oft verwendet, um dem Recruitment eines Schwerhörigen entgegenzuwirken. Dies bedeutet, dass eine Silbenkompression vorhanden sein muss, was wiederum sehr schnelle Ein- und Ausschwingzeiten nachsichzieht.

Bei einer AGCi als Silbenkompressor sollte eine Einschwingzeit von < 10 ms und eine Ausschwingzeit von < 50 ms vorhanden sein.

Nachteile der AGCi als Silbenkompressor sind bedingt durch die kurzen Ein- und Ausschwingzeiten, Verzerrungen bei tiefen Frequenzen und hörbare Regelvorgänge. Eine AGCi als Ausgangsbegrenzung wird heute kaum mehr verwendet, da durch Reduktion der Verstärkung mit dem Laustärkeregler auch der max. Schalldruck um denselben Wert reduziert wird.

b) Die AGCo-Schaltung

AGCo = Output Automatic Gain Control.

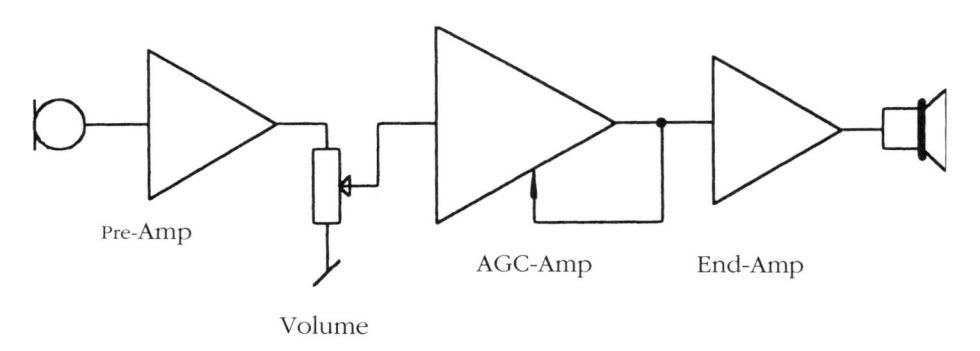

Pre-Amp AGC-Amp End-Amp

Volume

Bild 6.10: Schaltschema einer AGCo

Eine AGCo ist dann vorhanden, wenn sich der AGC-Kreis nach dem Lautstärkeregler (Vol.) befindet.

Kennzeichnend für die AGCo-Schaltung ist, dass sich der Einsatzpunkt (Kniepunkt) bei Reduktion der Verstärkung durch das Volumenkontroll zu hohen Eingangspegeln verschiebt. Dies bedeutet, dass man einen grösseren linearen Bereich erhält. Vom Ausgang her betrachtet, ist der Einsatzpunkt der AGCo konstant.

108 *Die AGC-Schaltungen*

Verwendung
Oft

OUTPUT

AGC-GRENZE

Vol.

KNIEPUNKT

INPUT

Verwendung
Selten

OUTPUT

PC-Grenze

Vol.

KNIEPUNKT

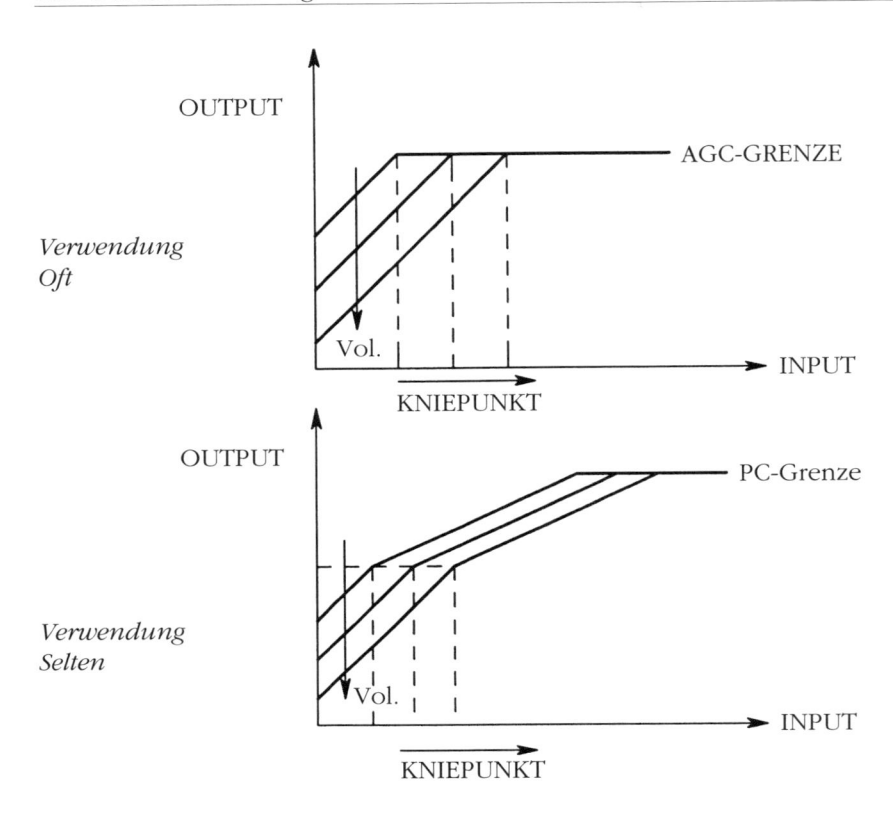

INPUT

Bild 6.11: Eingangs-/Ausgangsdiagramme der AGCo

Die AGCo wird heute meistens als Ausgangsbegrenzung verwendet (Kompressionsverhältnis > 10:1), was den Vorteil hat, dass auch bei max. Schalldruck des Hörgerätes keine grossen Verzerrungen entstehen, d.h. bei einem Hörgerät mit einer AGCo als Ausgangsbegrenzung sollte unter allen Betriebsbedingungen nie ein grösserer Klirrfaktor als 10 % erreicht werden. Bei dieser Art Ausgangsbegrenzung sollte die AGCo eine Einschwingzeit von < 10 ms haben. Die Ausschwingzeit beträgt ~200 ms. Auch dies führt zu hörbaren Regelvorgängen des Gerätes. Um dies zu verhindern, wird eine adaptive Ausschwingzeit, welche je nach Länge der Aktivierungszeit der AGCo eine Ausschwingzeit von 50 ms bis 1,5s besitzt, verwendet. Eine AGCo mit einem Kompressionsverhältnis von 2:1 oder 3:1 wird kaum mehr verwendet.

7 Hörgerätezubehör

Dieses Kapitel ist ein Sammelsurium verschiedenster Dinge, die in irgend einer Form zum Hörgerät gehören.

7.1 Die Telephonspule

In fast allen HdO-Geräten und in einigen IdO-Geräten ist eine Induktionsspule eingebaut. Kennzeichnung: T.
Diese Spule nimmt ein vorhandenes magnetisches Feld auf, wandelt dieses in eine elektrische Spannung um welche dann durch das Hörgerät verstärkt wird.

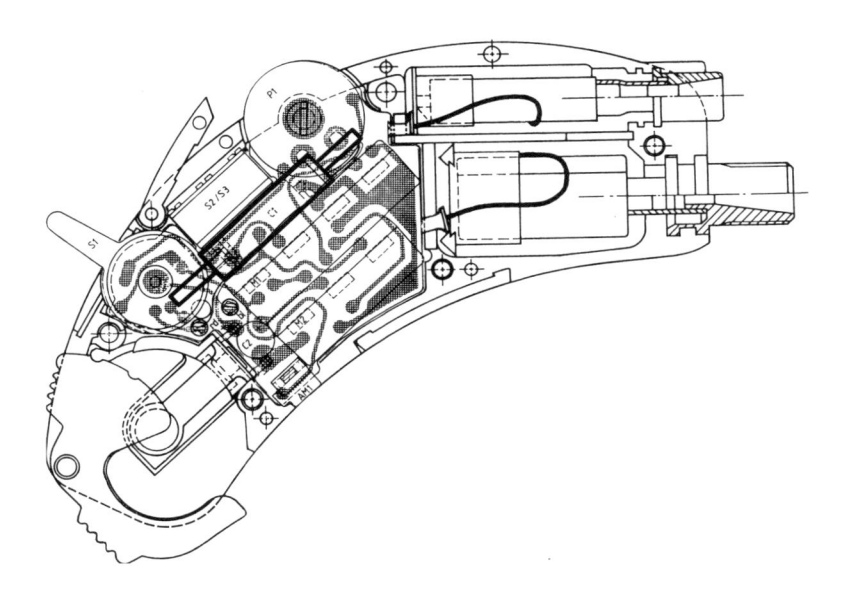

Bild 7.1: Hörgerät mit Telephonspule

Der Name der Telephonspule kommt daher, da man mit ihrer Hilfe telephonieren kann. Leider ist das abgestrahlte magnetische Feld moderner Telephone viel kleiner, als bei alten Telephonen, so dass das Signal sehr oft zu schwach ist. Hauptanwendung der Induktionsspule im Hörgerät, ist der Empfang magnetischer Felder von speziell verlegten Ringleitungen. Solche Ringleitungen sind in Kirchen und öffentlichen Gebäuden anzutreffen. Sie haben den Vorteil, dass man den Sprecher (Pfarrer) ohne weitere Störgeräusche hören kann. (Siehe auch Kapitel [3.2.7] Telephonspulenmessung).

7.2 Der Audio-Eingang

An vielen HdO-Geräten ist ein Audio-Eingang vorhanden. Kennzeichnung: A.

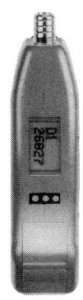

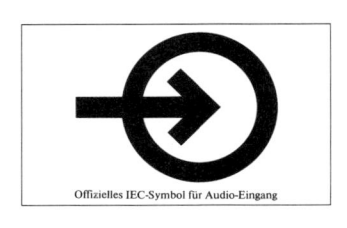

Offizielles IEC-Symbol für Audio-Eingang

Bild 7.2: HdO-Gerät mit Audio-Eingang und Audio-Eingangs-Symbol

Bis auf die beiden Spezialanwendungen Cros und BiCros hat der Audio-Eingang ein ganz bestimmtes Ziel:

Das Akustik- oder Audio-Signal soll direkt und unverfälscht an seiner Quelle erfasst werden; beim Sprecher ohne Verlust der hochfrequenten Sprachanteile und ohne Erfassung des Störlärms. Bei allen Audio-Geräten elektrisch mittels einer Kabelverbindung oder akustisch direkt am Lautsprecher selbst.

Der Audio-Eingang besteht aus Kontakten am Hörgerät, an welche ein Stecker oder ein Audio-Schuh angeschlossen werden kann.
Elektrisch befindet sich der Audio-Eingang
a) parallel zum Mikrophon
b) parallel zur Telephonspule
c) der Audio-Eingang besitzt einen separaten Vorverstärker.

Die CROS-Anwendung 111

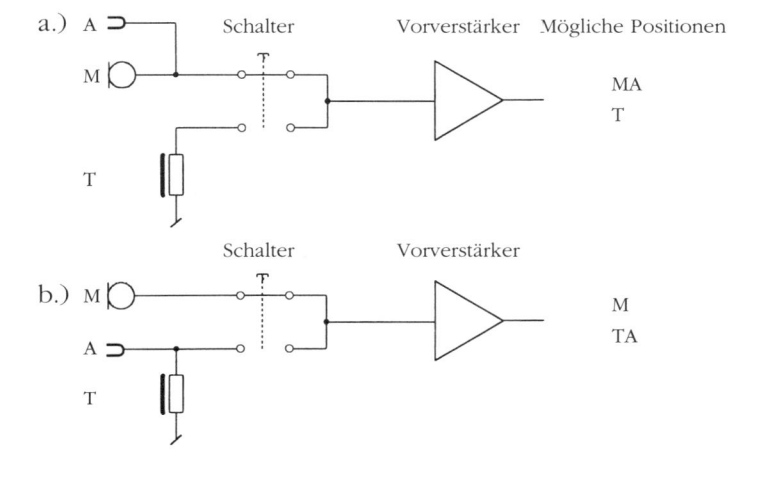

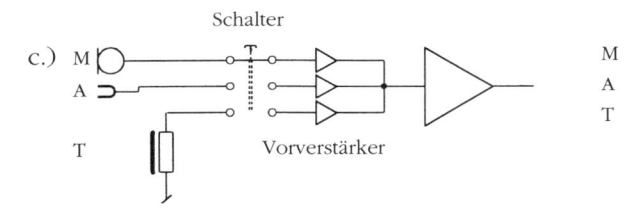

a.)

b.)

c.)

Bild 7.3: Verschiedene elektrische Schaltungen des Audio-Eingangs

7.2.1 Die CROS-Anwendung

CROS: Contralateral Routing Of Signals
(Herüberführen des Signals auf die andere Kopfseite).

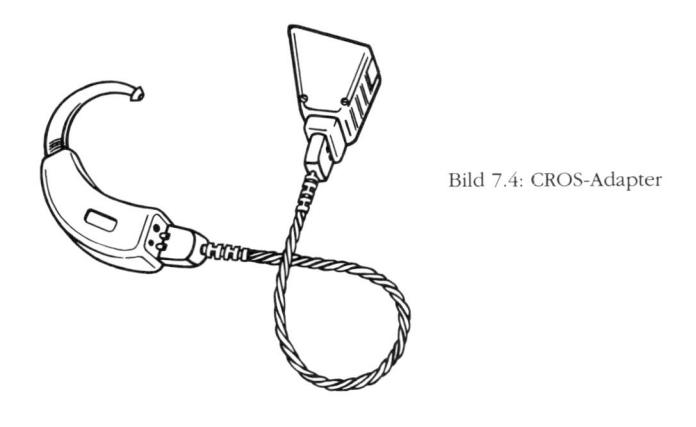

Bild 7.4: CROS-Adapter

Ausführung

a) Die häufigste CROS-Ausführung wird heute im Zusammenhang mit Brillenträgern ausgeführt. Das Mikrophon wird aus dem Hörgerät herausgeführt und an dem gegenüberliegenden befindlichen Brillenbügel angebracht. Mit einem feinen drei-adrigen Kabel wird das Mikrophon an die bestehenden Mikrophonlötstellen des Verstärkers angeschlossen.

b) (Ohne Brille)
Das Hörgerätemikrophon wird aus dem Hörgerät herausgenommen. Über den Audio-Eingang wird ein spezieller CROS-Adapter angeschlossen. Dieser sieht aus wie ein kleines HdO-Gerät und in ihm befindet sich im Normalfall nur ein Hörgerätemikrophon. Dieser CROS-Adapter befindet sich hinter dem nicht versorgten Ohr. Über ein feines Kabel wird er an den Audio-Eingang angeschlossen.

Ziel und Zweck

– Durch eine CROS-Versorgung kann eine offene Anpassung häufiger erfolgen.
– Bei besonders starken Hörverlusten ist eine höhere Verstärkung (ohne Rückkopplung) möglich.
– Es kann nur eine Seite versorgt werden, die zu hörenden Informationen kommen aber häufig von der anderen Seite (z.B. Taxifahrer).

7.2.2 Die BiCROS-Anwendung

Ausführung

Wie CROS, nur ist im Hörgerät auch ein Mikrophon vorhanden. Dies bedeutet, dass sich auf beiden Seiten des Kopfes ein Mikrophon befindet, aber nur ein Ohr versorgt wird.

Ziel und Zweck

Das schlechtere Ohr kann nicht versorgt werden. Der Patient hört von beiden Seiten. Wichtig: BiCROS ist kein binaurales Hören.

7.2.3 Das Hand-Mikrophon

Das Hand-Mikrophon verkürzt die Distanz zwischen Schwerhörendem und Sprecher (besserer Signal/Rauschabstand). Das Hand-Mikrophon wird über ein Kabel am Audio-Eingang angeschlossen, dadurch ist es möglich, besonders bei einem Hand-Mikrophon mit guter Richtcharakteristik, im Störlärm besser zu verstehen.

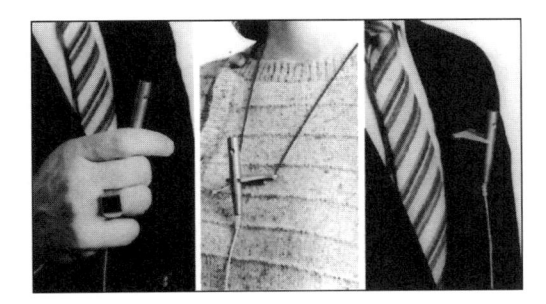

Bild 7.5: Hand-Mikrophon

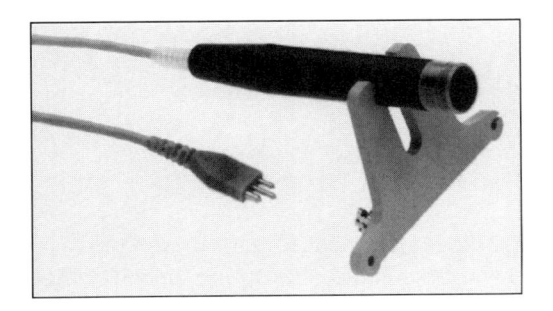

Häufig wird das Hand-Mikrophon auch bei der Kinderversorgung verwendet, da dort z.B. die Mutter ohne störende Nebengeräusche mit dem Kind sprechen und üben kann. Im Hand-Mikrophon ist sehr oft ein Hörgeräte-Mikrophon eingebaut, um einen möglichst ähnlichen Frequenzgang wie mit dem internen Hörgeräte-Mikrophon zu erhalten.

7.2.4 Das FM-System

Ein FM-System (FM= Frequenz Modulation) besteht aus einem Mikrophon, einem FM-Sender und -Empfänger. Es eignet sich sowohl für den kollektiven Einsatz in

Schulen (d.h. ein FM-Sender und mehrere FM-Empfänger) als auch für den persönlichen Gebrauch bei Vorträgen und Konferenzen (Sprecher besitzt einen FM-Sender; der Schwerhörige den dazu richtig abgestimmten FM-Empfänger). Mit dem FM-System wird die Sprechdistanz auf 20 cm verkürzt, denn das Mikrophon nimmt die Sprache direkt beim Sprecher auf. Das drahtlose FM-System besitzt eine gute Sprachübermittlung.

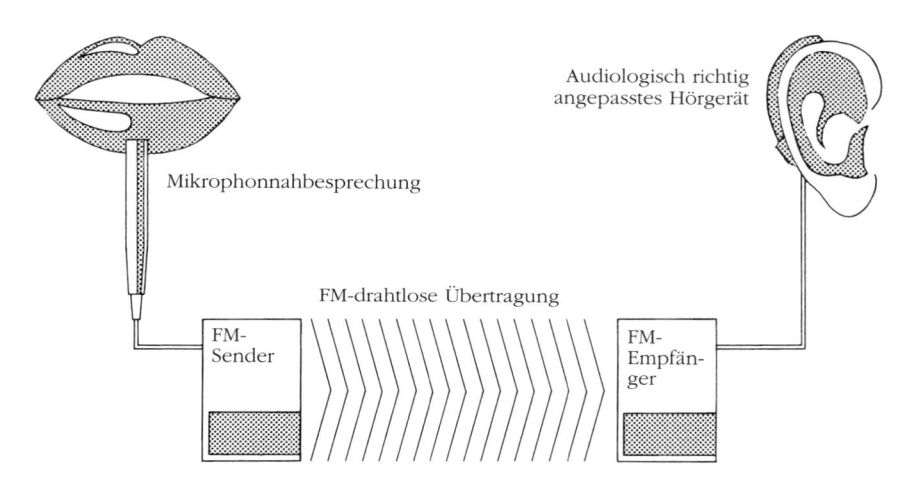

Bild 7.6: Funktionsprinzip eines FM-Systems

Der FM-Empfänger wird über den Audio-Eingang an das Hörgerät angeschlossen. Das Ziel eines FM-Systems ist es, gleich wie beim Hand-Mikrophon, den Sprecher näher ans Ohr zu bringen; d.h. einen besseren Signal-Rauschabstand zu erzielen. FM-Systeme arbeiten mit verschiedenen Trägerfrequenzen. Je nach Land können bestimmte Kanäle aus folgenden Frequenzbereichen benutzt werden:
– Frankreich: 36–39 MHz und 175–176 MHz
– Deutschland: 36–39 MHz
– Schweiz: 36–39 MHz und 174–223 MHz
– USA: 72–76 MHz.

Werden mehrere FM-Systeme in einem Schulhaus gleichzeitig benutzt, so müssen in den verschiedenen Schulklassen unterschiedliche Sendefrequenzen benutzt werden, um keine gegenseitigen Störungen hervorzurufen.
Wichtig: Es ist möglich, mit einem Sender viele Empfänger zu bedienen [Lehrer (Sender) und Schüler (Empfänger)]. Es ist nicht möglich, mit mehreren Sendern und einem Empfänger zu arbeiten (verschiedene Lehrer und ein Schüler). Der Empfänger wird immer nur einen, nämlich den stärksten Sender empfangen.

7.3 Die Fernsteuerung

Die Fernsteuerung ist in der Heimelektronik schon lange Zeit bekannt. Man könnte sich heute kaum noch vorstellen, einen Fernseher ohne Fernsteuerung zu kaufen. Fernsteuerungen beim Hörgerät sind erst durch Einbau komplexer integrierter Schaltungen möglich. Verschiedene Hörgerätehersteller bieten unterschiedlichste Fernsteuerungstypen an.

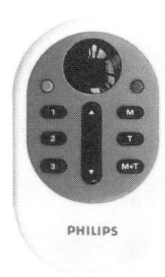

Infrarot

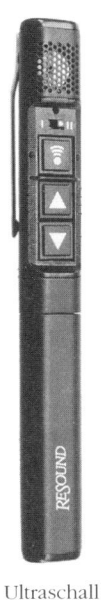

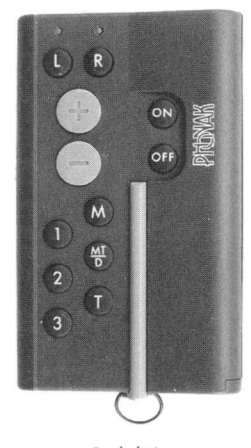

Funk (FM)

Induktiv

Ultraschall

Bild 7.7: Verschiedene Fernsteuerungstypen

Alle Fernsteuerungen können die Verstärkung der Hörgeräte verändern. Komplexere Fernsteuerungen (und Hörgeräte) besitzen zusätzliche Funktionen wie:
– Umschaltung von M/MT/T
– Verschiedene Benutzerprogramme
– ON/OFF Funktion
– Display

Ein wichtiger Unterschied der verschiedenen Hörgeräte-Fernsteuerungen ist ihre Übertragungsart. Heute gibt es vier verschiedene Übertragungsarten:
a) Ultraschall
b) Infrarot
c) Funk (FM)
d) Induktiv

Vor- und Nachteile der verschiedenen Übertragungssysteme

a) Ultraschall
+ Empfänger (Mikrophon) ist im Hörgerät bereits vorhanden.
– Fernsteuerung nur bei Sichtkontakt möglich, da sonst zu grosse Interferenzen. Keine binaurale Steuerung möglich.

b) Infrarot
+ Wenig störanfällig, bekannte Fernsteuer-Technologie.
– Fernsteuerung nur bei Sichtkontakt möglich. Keine binaurale Steuerung möglich.

c) Funk (FM)
+ Gute Übertragungseigenschaften, kein Sichtkontakt nötig. Binaurale Steuerung möglich.
– Störanfällig bei starken Magnetfeldern (PC).

d) Induktiv
+ Gute Übertragungseigenschaften, kein Sichtkontakt nötig. Binaurale Steuerung möglich.
– Störanfällig bei starken Magnetfeldern (PC).

7.4 Die Batterie

Die Batterie ist der Energielieferant des Hörgerätes. Die Batterie ist eine galvanische Spannungsquelle. Wie entsteht eine galvanische Spannungsquelle?

Werden zwei Metallplatten (z.B. eine Kupfer- und eine Zinkplatte) in eine elektrisch leitende Flüssigkeit (Elektrolyt) getaucht, entsteht eine Spannung zwischen den beiden Platten.

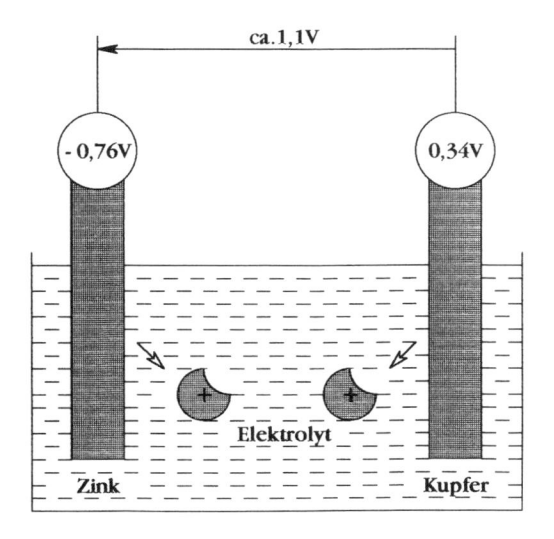

Bild 7.8: Galvanische Spannungsquelle

Dieses Ergebnis gilt allgemein, wenn man zwei verschiedene Metallplatten in einen Elektrolyten bringt. Die Spannungsentstehung beruht auf der Tatsache, dass von der Oberfläche eines Metalls, das in einen Elektrolyten eintaucht, positive Metallionen in die Lösung übertreten, so dass sich das zurückbleibende Metall gegenüber der Flüssigkeit negativ auflädt. Je nachdem, ob das Metall mehr oder weniger leicht Ionen abgibt, ist die Aufladung unterschiedlich: Edle Metalle werden weniger aufgelöst als unedlere.
Durch die Aufladung wird zwischen den Platten eine Spannung erzeugt. Das edlere Metall lädt sich weniger stark negativ auf und bildet den Plus-, das unedlere den Minuspol der Spannungsquelle. Es entsteht ein galvanisches Element. Ordnet man die Metalle in einer Folge an, dass jedes folgende gegenüber dem vorhergehenden positiv wird, so erhält man die Spannungsreihe der Metalle.

Einige Beispiele aus der Spannungsreihe

Aluminium	- 1,70 V	Zinn	- 0,14 V	Kohle	+ 0,74 V
Zink	- 0,76 V	Blei	- 0,12 V	Silber	+ 0,80 V
Chrom	- 0,56 V	Wasserstoff	0,00 V	Quecksilber	+ 0,85 V
Eisen	- 0,54 V	Kupfer	+0,35 V	Gold	+ 1,50 V

Beispiel

Das Zink-Kohle-Element findet verbreitete Anwendung bei Taschenlampen und sonstigen beweglichen elektrischen Apparaten. Betrachten wir nun die Spannungsreihe, so sehen wir
Zink   - 0,76 V
Kohle +0,74 V
es entsteht eine Anfangsspannung zwischen den beiden Metallen von 1,5 V.

Bei Hörgerätebatterien werden andere Materialien verwendet, da vor allem die Packungsdichte (möglichst hohe Kapazität auf kleinem Volumen) von grosser Bedeutung ist. Auch werden heute sogenannte Trockenbatterien verwendet. Sie unterscheiden sich von den oben beschriebenen dadurch, dass der Elektrolyt zu einer Paste eingedickt ist.

Grösse

Es sind heute beim Hörgerät vier Standardgrössen erhältlich:

a) 675
Grösste der heute im Hörgerät verwendeten Batterien.
Wird bei grossen und starken HdO-Geräten eingesetzt.

b) 13
Gleiche Höhe wie 675, jedoch kleinerer Durchmesser.
Wird bei kleineren HdO-Geräten und starken Concha-Geräten eingesetzt.

c) 312
Gleicher Durchmesser wie 13, jedoch kleinere Höhe.
Wird bei IdO-Geräten eingesetzt.

d) A10
Gleiche Höhe wie 312, jedoch kleinerer Durchmesser.
Wird bei kleinen Kanal-Geräten eingesetzt.

Chemie

Die kleinen Knopfzellen arbeiten auf der Basis von Quecksilberoxyd oder auf der Basis von Zink-Luft. Silberoxyd-Batterien werden trotz ihrer höheren Spannung (1,5 V) auf Grund ihres hohen Preises kaum mehr verwendet.

Elektrotechnik

Die Batterie stellt eine Spannungsquelle dar. Sie ist jedoch keine ideale Spannungsquelle und besitzt somit einen Innenwiderstand Ri, welcher sich in Serie zur Spannungsquelle befindet. Durch diesen Innenwiderstand Ri wird die Quellenspannung Uo der Batterie reduziert. Je schlechter (älter) die Batterie, desto grösser wird dieser Innenwiderstand. Wird der Innenwiderstand zu gross, so können bei den Hörgeräten negative Effekte auftreten (mehr Verzerrungen, Brummen usw.) Wie gross die Probleme sind, ist abhängig vom schaltungstechnischen Aufwand im Hörgerät.

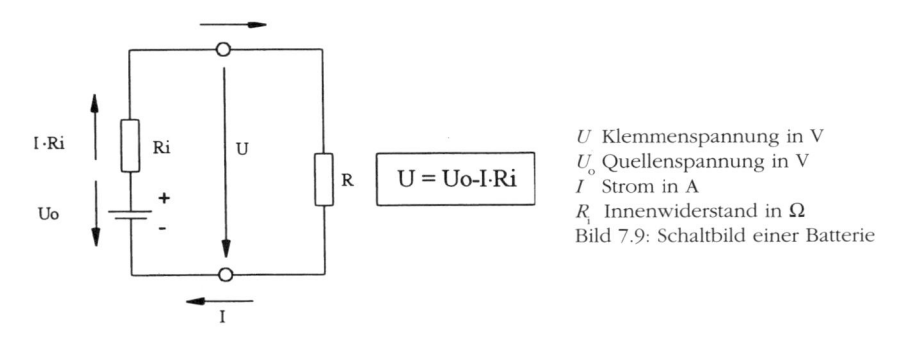

$$U = U_o - I \cdot R_i$$

U Klemmenspannung in V
U_o Quellenspannung in V
I Strom in A
R_i Innenwiderstand in Ω

Bild 7.9: Schaltbild einer Batterie

7.4.1 Die Quecksilber-Batterie (Mercury)

Bis heute die meist verwendete Hörgerätebatterie. Wird aber nun in vielen Ländern durch die umweltfreundlichere Zink-Luft-Batterie ersetzt.

120 Die Zink-Luft-Batterie

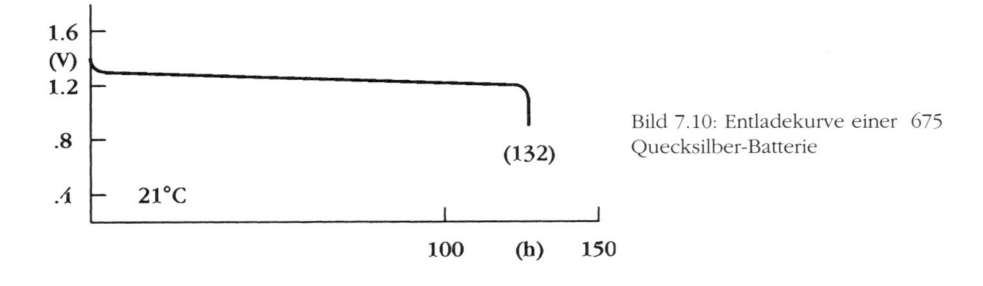

```
1.6
(V)
1.2
 .8                    (132)        Bild 7.10: Entladekurve einer 675
 .4    21°C                         Quecksilber-Batterie
       100   (h)   150
```

Die Kapazität einer 675 Quecksilber-Batterie liegt bei etwa 270 mAh.
Die Kapazität einer 13 Quecksilber-Batterie liegt bei etwa 100 mAh.
Die Kapazität einer 312 Quecksilber-Batterie liegt bei etwa 60 mAh.
Die Kapazität einer A10 Quecksilber-Batterie liegt bei etwa 30 mAh.

Vor- und Nachteile der Quecksilber-Batterie

+ Gute Qualität, gute Lagerfähigkeit.
+ Spannung stabil, kleiner Innenwiderstand, kann grosse Ströme liefern.
+ Günstigste Knopfzelle.
– Umweltschädlich, da grosser Quecksilbergehalt.
– Kleinere Kapazität als Zink-Luft-Batterie.

7.4.2 Die Zink-Luft-Batterie

Quecksilberfreie Batterie mit grosser Kapazität. Die Batterie hat verschiedene Luftlöcher, welche mit einem Plastikkleber verschlossen sind. Um die Batterie zu aktivieren, muss zuerst dieser Kleber entfernt werden. Die eindringende Luft löst einen chemischen Prozess aus, d.h die Batteriespannung steigt auf den unbelasteten Anfangswert von ca. 1,4 V. Durch Öffnung der Luftlöcher entwickelt die Zink-Luft-Batterie einen dauernden Entladestrom von ca 50 µA. Dieser ist abhängig von der Grösse der Luftlöcher. Je grösser die Löcher, desto grösser der Entladestrom. Der chemische Prozess bei einer einmal geöffneten Zink-Luft-Batterie kann durch nochmaliges Verschliessen der Luftlöcher nicht mehr gestoppt werden. Ebenfalls abhängig von der Grösse der Luftlöcher ist der maximale Strom, den die Batterie liefern kann.

Die Zink-Luft-Batterie 121

Bild 7.11: Entladekurve einer Zink-Luft-Batterie

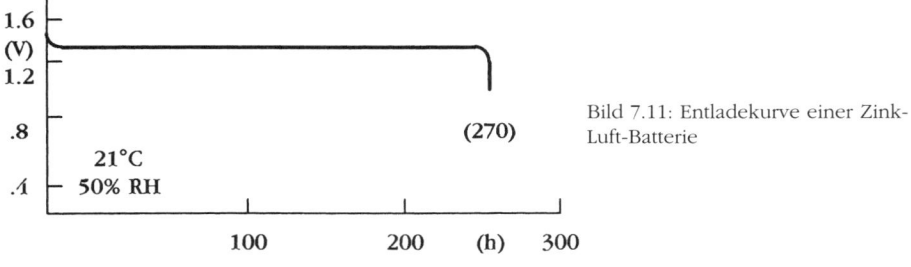

Die Kapazität einer 675 Zink-Luft-Batterie liegt bei etwa 540 mAh.
Die Kapazität einer 13 Zink-Luft-Batterie liegt bei etwa 230 mAh.
Die Kapazität einer 312 Zink-Luft-Batterie liegt bei etwa 110 mAh.
Die Kapazität einer A10 Zink-Luft-Batterie liegt bei etwa 55 mAh.

Vor- und Nachteile einer Zink-Luft-Batterie

+ Umweltfreundlich
+ Grosse Kapazität
– Oft nicht sehr gute Qualität
– Keine gute Lagerfähigkeit
– Dauernder Entladestrom
– Spitzenströme kleiner als bei Quecksilber – dadurch für Hochleistungsgeräte nicht geeignet.

Bemerkung: Ende 1993 wurden neue Zink-Luft-Batterien (Muster) vorgestellt, mit welchen es möglich sein sollte, auch Hochleistungsgeräte betreiben zu können! Lassen wir uns überraschen.

8 Hörgerätefehlersuche

Wird ein defektes Hörgerät zurückgebracht, sind ohne das Gerät öffnen zu müssen, verschiedene Untersuchungen möglich.

8.1 Die Rückkopplung (Feedback)
8.1.1 Die Rückkopplung beim IdO-Gerät

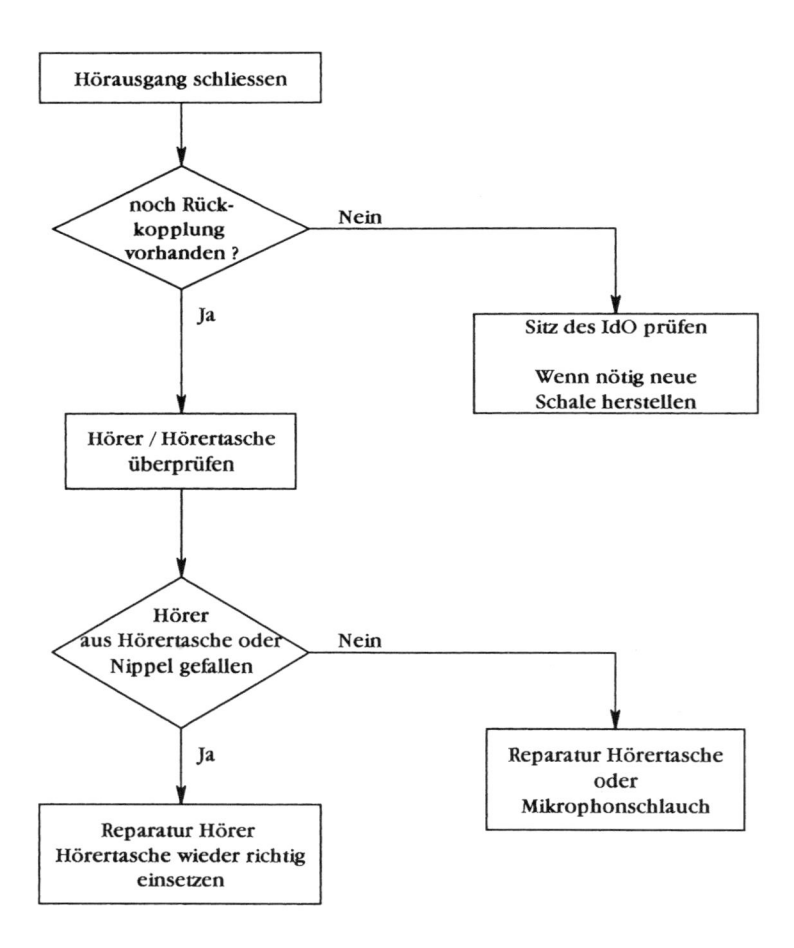

```
                    ┌─────────────────────┐
                    │ Hörausgang schliessen│
                    └──────────┬──────────┘
                               ▼
                      ◇ noch Rück-       Nein
                        kopplung      ──────────┐
                        vorhanden?              │
                               │ Ja             ▼
                               │         ┌────────────────┐
                               │         │ Sitz des IdO prüfen │
                               │         │                │
                               │         │ Wenn nötig neue│
                               │         │ Schale herstellen│
                               │         └────────────────┘
                               ▼
                    ┌─────────────────────┐
                    │ Hörer / Hörertasche │
                    │    überprüfen       │
                    └──────────┬──────────┘
                               ▼
                      ◇ Hörer              Nein
                    aus Hörertasche oder ──────────┐
                      Nippel gefallen              │
                               │ Ja                ▼
                               │          ┌────────────────────┐
                               │          │ Reparatur Hörertasche│
                               │          │        oder          │
                               │          │  Mikrophonschlauch   │
                               │          └────────────────────┘
                               ▼
                    ┌─────────────────────┐
                    │  Reparatur Hörer    │
                    │ Hörertasche wieder richtig│
                    │      einsetzen      │
                    └─────────────────────┘
```

Bild 8.1: Fehlersuche bei IdO-Geräten mit Rückkopplung

8.1.2 Die Rückkopplung beim HdO-Gerät

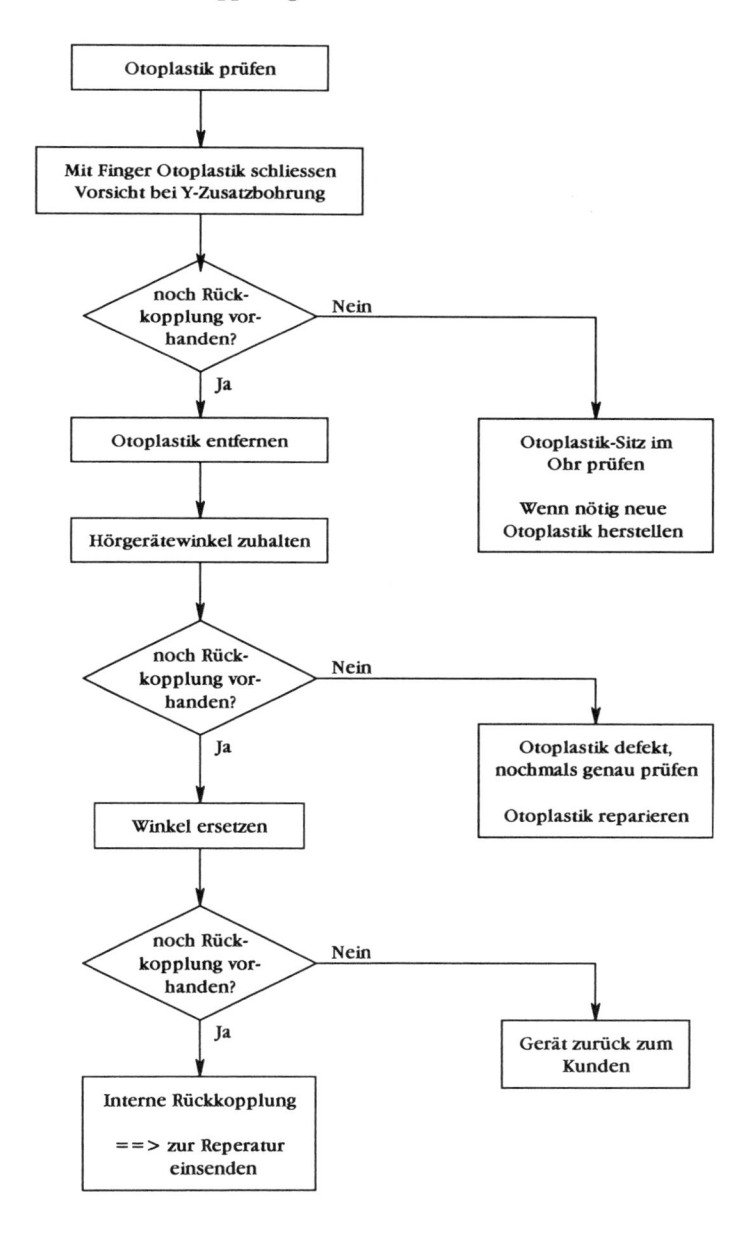

Bild 8.2: Fehlersuche bei HdO-Geräten mit Rückkopplung

8.2 Das Gerät verstärkt ein akustisches Signal nicht

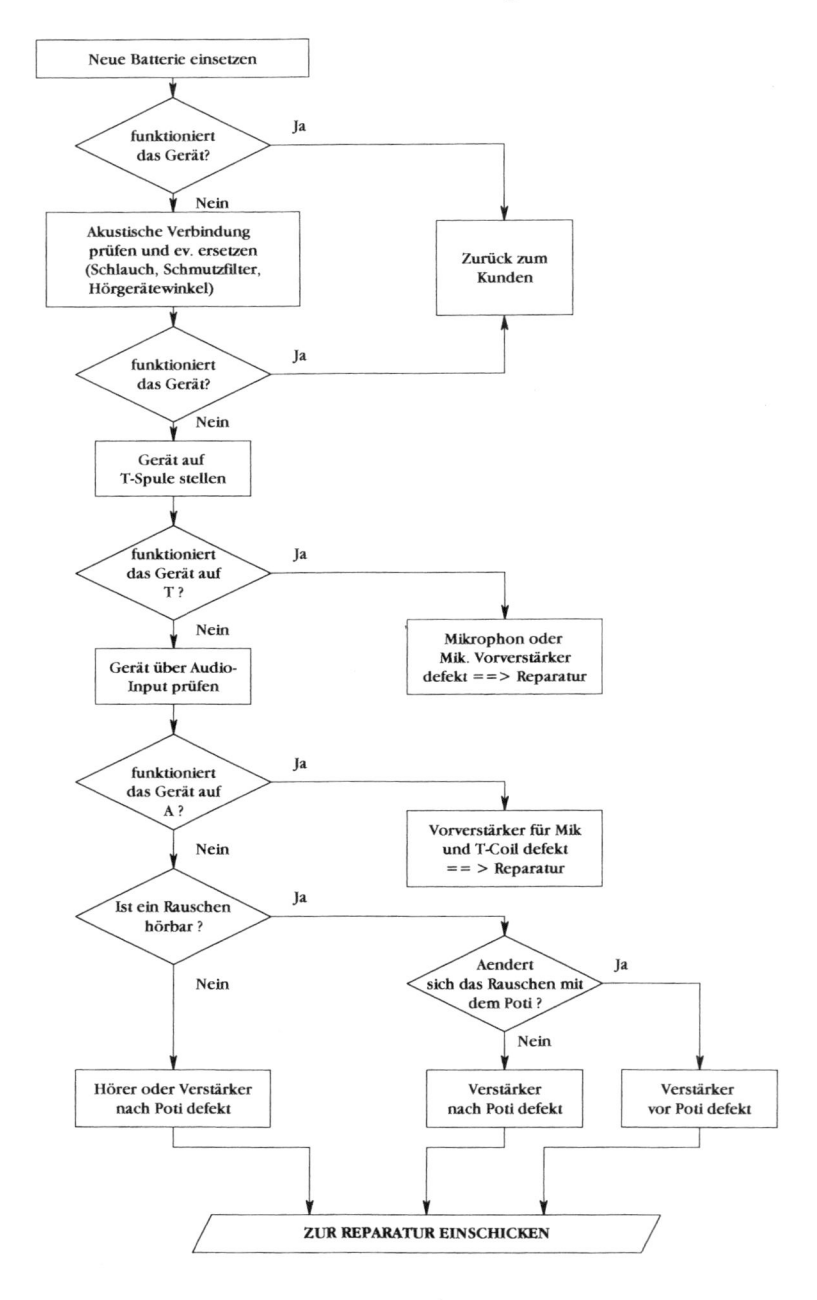

```
┌─────────────────────────┐
│  Neue Batterie einsetzen │
└─────────────────────────┘
            │
            ▼
      ╱ funktioniert ╲   Ja
     ╱   das Gerät?   ╲─────────┐
     ╲               ╱          │
      ╲     Nein    ╱           │
            │                   │
            ▼                   │
┌─────────────────────────┐    │
│ Akustische Verbindung    │    │
│ prüfen und ev. ersetzen  │    ▼
│ (Schlauch, Schmutzfilter,│  ┌──────────┐
│ Hörgerätewinkel)         │  │ Zurück   │
└─────────────────────────┘  │ zum      │
            │                 │ Kunden   │
            ▼                 └──────────┘
      ╱ funktioniert ╲   Ja       ▲
     ╱   das Gerät?   ╲───────────┤
     ╲               ╱            │
      ╲     Nein    ╱             │
            │                     │
            ▼                     │
┌─────────────────┐               │
│  Gerät auf      │               │
│  T-Spule stellen│               │
└─────────────────┘               │
            │                     │
            ▼                     │
     ╱ funktioniert ╲   Ja        │
    ╱ das Gerät auf  ╲────────┐   │
    ╲      T ?       ╱        │   │
     ╲             ╱          │   │
         Nein                 ▼   │
            │            ┌──────────────┐
            ▼            │ Mikrophon oder│
┌─────────────────┐      │ Mik. Vorverst.│
│ Gerät über Audio-│     │ defekt ==>    │
│ Input prüfen     │     │ Reparatur     │
└─────────────────┘      └──────────────┘
            │
            ▼
     ╱ funktioniert ╲   Ja
    ╱ das Gerät auf  ╲────────┐
    ╲      A ?       ╱        │
         Nein                 ▼
            │            ┌──────────────────┐
            ▼            │ Vorverstärker für│
     ╱ Ist ein       ╲   │ Mik und T-Coil   │
    ╱  Rauschen       ╲  │ defekt ==>       │
    ╲  hörbar ?       ╱  │ Reparatur        │
     ╲              ╱    └──────────────────┘
      Nein │   │ Ja
           │   ▼
           │  ╱ Aendert       ╲   Ja
           │ ╱ sich das        ╲──────┐
           │ ╲ Rauschen mit    ╱      │
           │  ╲ dem Poti ?    ╱       │
           │       Nein               │
           │         │                │
           ▼         ▼                ▼
┌──────────────┐ ┌──────────────┐ ┌──────────────┐
│ Hörer oder   │ │ Verstärker   │ │ Verstärker   │
│ Verstärker   │ │ nach Poti    │ │ vor Poti     │
│ nach Poti    │ │ defekt       │ │ defekt       │
│ defekt       │ │              │ │              │
└──────────────┘ └──────────────┘ └──────────────┘
        │              │                │
        └──────────────┼────────────────┘
                       ▼
          ┌──────────────────────────┐
          │ ZUR REPARATUR EINSCHICKEN│
          └──────────────────────────┘
```

Bild 8.3: Fehlersuche bei defekten Hörgeräten

9 Digital programmierbare Hörgeräte

Die Hörgerätetechnologie hat sich während der letzten Jahre stark verändert. Der erste Schritt war die Verbesserung und Verkleinerung der elektronischen Komponenten und damit des Hörgerätes. Auch wurden die Schallwandler immer besser. Die Mikrophone zeichnen sich durch geringeres Eigenrauschen und die Hörer durch Frequenzgänge bis 10 kHz aus.

Ein weiterer grosser Schritt in der Hörgerätetechnik war die Einführung des digital programmierbaren Hörgerätes. Keine Entwicklung hat bis heute mehr Möglichkeiten zur besseren Anpassung geboten, als das digital programmierbare Hörgerät. Dieses Kapitel gibt einen Einblick in diese neue Gerätegeneration.

9.1 Was sind digital programmierbare Hörgeräte?

Digital programmierbare Hörgeräte sind Geräte, welche mittels eines Computers oder spezieller Programmiergeräte über ein Kabel eingestellt werden. Über diese Verbindung verändert der Akustiker von der Programmiereinheit aus die verschiedenen Parameter des Hörgerätes. Erst durch die elektronische Veränderung der verschiedenen Anpassparameter war es überhaupt möglich, extrem flexible Hörgeräte herzustellen.

Hier sei nur kurz erwähnt, welche Einstellungen durch einen Knopfdruck verändert werden können: Gesamtverstärkung, Tieftonverstärkung, Hochtonverstärkung, max. Ausgangsschalldruck, Ausgangsbegrenzungssystem (PC oder AGC), AGC-Kniepunkt, Kompressionsverhältnis und vieles mehr.

Wichtig: Es kann nicht nur ein Parameter verändert und verglichen werden sondern mehrere gleichzeitig. Allein durch einen schnellen Vergleich verschiedener Einstellungen ist der Hörgeräteträger in der Lage, die beste Sprachverständlichkeit im Lärm oder den angenehmsten Klang in ruhiger Umgebung herauszufinden.

Nach der Anpassung, können die verschiedenen Parameter (Verstärkung, Filterkoeffizienten usw.) je nach System im Hörgerät oder in der Fernsteuerung digital gespeichert werden. Diese Speicherung geht auch dann nicht verloren, wenn der Hörgeräteträger die Batterie auswechseln muss.

Beim digital programmierbaren Hörgerät werden nur die Einstellungen digital verändert und abgespeichert. Das analoge Signal wird analog verarbeitet.

Wichtig: Ein digital programmierbares Hörgerät ist kein digitales Hörgerät.

126 *Möglichkeiten der Programmierung*

Im Gegensatz dazu wird beim digitalen Hörgerät das analoge Signal digital gewandelt und digital weiterverarbeitet = digitale Signalverarbeitung.

Bei einer Nachkontrolle durch den Akustiker kann dieser (auch wieder abhängig vom Hörgeräte-System) das Hörgerät an das Programmiergerät oder den Computer anschliessen, die gespeicherten Daten auslesen und so eine mögliche Korrektur der Anpassung vornehmen. Ein weiterer Vorteil gewisser programmierbarer Hörgeräte ist, dass verschiedene Einstellungen (Zusatzprogramme) im Hörgerät gespeichert werden können; d.h. je nach Situation (Umgebung) wählt der Hörgeräteträger (meistens mittels einer Fernsteuerung) das beste Programm aus. So verfügt das Hörgerät zum Beispiel über ein Programm für ruhige Umgebung, ein Musikprogramm (mit Tief- und Hochtonanhebung) und ein Lärmprogramm, das die Sprachverständlichkeit optimiert.

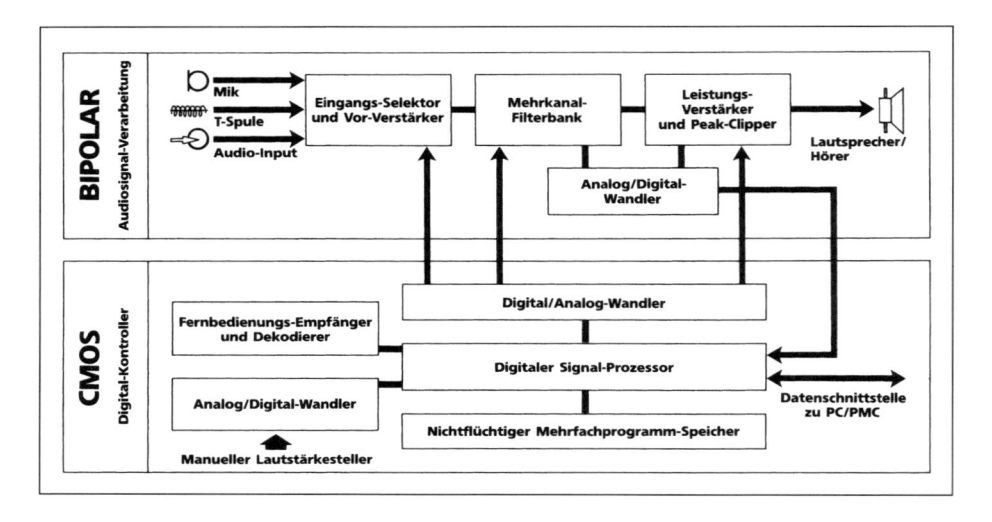

Bild 9.1: Aufbau eines digital programmierbaren Hörgerätes

9.2 Möglichkeiten der Programmierung

In den nächsten Jahren werden sich digital programmierbare Hörgeräte mehr und mehr auf dem Markt durchsetzen. Um aber ein programmierbares Hörgerät anpassen zu können, muss sich der Akustiker für eine bestimmte Hardware entscheiden. Auf der einen Seite stehen die speziell von den Hörgeräteherstellern entwickelten Programmiergeräte (PMC, Phox, usw.), auf der anderen Seite der PC (Personal Computer).

9.2.1 Die Programmiergeräte

Auf den ersten Blick erscheinen diese, speziell für die Anpassung programmierbarer Hörgeräte entwickelten, sehr einfach zu bedienenden Geräte, als die beste Lösung. Vor allem Akustiker, welche keine Erfahrungen mit dem PC haben, bevorzugen zu Beginn das Programmiergerät. In kurzer Zeit kann man die Handhabung erlernen und bekommt kaum Schwierigkeiten bei der Anpassung. Einer der Nachteile solcher Programmmiergeräte ist, dass für Hörgeräte von verschiedenen Herstellern verschiedene Programmiergeräte nötig sind; mit dem Resultat, dass ein Akustiker drei bis vier verschiedene Programmiergeräte benötigt, um einen Teil der auf dem Markt befindlichen programmierbaren Hörgeräte anpassen zu können. Um dies zu verhindern, wurde von der Firma Siemens in Erlangen in Zusammenarbeit mit verschiedenen anderen Hörgeräteherstellern (Hansaton, Philips, Phonak, Rexton) der sogenannte PMC entwickelt.

PMC

Der PMC ist ein Programmiergerät, mit welchem man heute Hörgeräte der Firmen Argosy, Danavox, Hansaton, Philips, Phonak, Rexton, Siemens, Qualiton und 3M anpassen kann. Um ein Hörgerät einer bestimmten Firma zu programmieren, benötigt man ein Programm-Modul dieser Hörgerätefirma, welches sich auf der Rückseite des PMC einstecken lässt. Gleichzeitig können max. fünf verschiedene Module eingesteckt werden. Ist ein Upgrade der Software durch den Hörgerätehersteller (z.B. für ein neues Hörgerät) nötig, kann das alte Modul entfernt und das neue eingesetzt werden. Ohne Probleme ist man danach bereit, weitere Hörgeräte anzupassen. Der PMC besitzt einen LCD Display mit sechzehn Linien, mit welchem auch graphische Darstellungen aktueller Hörgerätekurven möglich sind. Je nach Wunsch des Benutzers lassen sich Ohrsimulator-, 2ccm- oder KEMAR-Kurven darstellen. Der PMC besitzt zwei RS 232 C Schnittstellen mit welchen eine Verbindung zu einem PC – oder die häufigere Anwendung – zu einem Drucker möglich ist.

Hauptnachteile des PMC wie auch bei allen anderen Programmiergeräten, sind die mangelhafte Darstellungsart (schwarz/weiss LCD Display), zu wenig Platz für die Speicherung der Kundendaten und vor allem die begrenzte Rechnerleistung. Dies bedeutet, dass komplizierte Anpassunterstützungen mit dem PMC nicht möglich sind. Somit können Hörgeräte der Zukunft (digitale Hörgeräte) nicht mit dem PMC angepasst werden.

Der PMC kann nur eine Übergangslösung zur endgültigen PC-Lösung sein.

128 *Der PC*

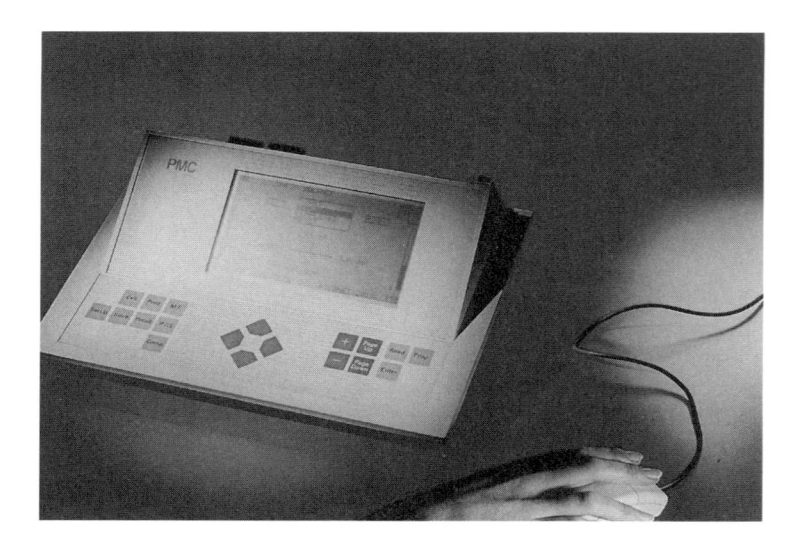

Bild 9.2: Der PMC

9.2.2 Der PC

Der Personal Computer (PC) bietet die kompletteste Lösung für die Hörgeräteanpassung. Man benötigt dazu folgende Komponenten:
- IBM-kompatiblen PC (mind. 386-Prozessor)
- Hörgerätehersteller spezifisches Interface
- Hörgerätehersteller spezifische Anpass-Software

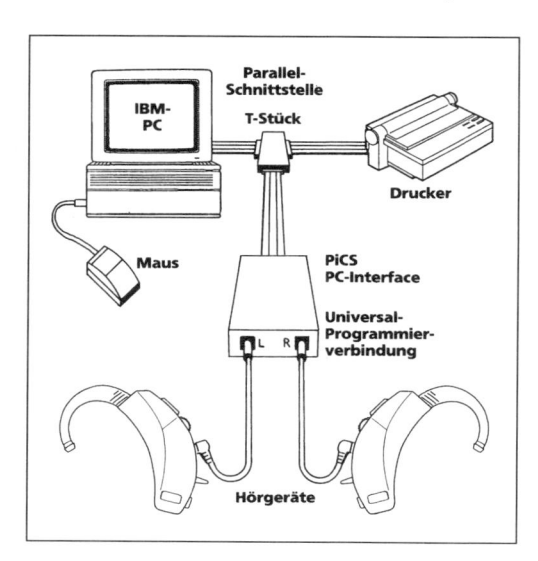

Bild 9.3: Digital programmierbare Hörgeräte mit Personal-Computer

Mit dem PC werden alle Nachteile des Programmiergerätes vermieden. Man profitiert von:
- Perfekter Darstellungsmöglichkeit
- Genügender Speicherkapazität
- Grosser Rechnerleistung

Der PC bietet alle Voraussetzungen, um die digitalen Hörgeräte der Zukunft anpassen zu können.

Verschiedene Hörgerätehersteller – verschiedene Systeme

Durch die Entwicklung verschiedenster programmierbarer Hörgeräte bedingt, wurden von den Hörgeräteherstellern sehr unterschiedliche PC-Programme vorgestellt. Dazu kommt, dass zur Programmierung der Hörgeräte ein Hersteller spezifisches Interface (Box zwischen PC und Hörgerät) notwendig ist. Damit der Akustiker nicht verschiedene solcher Interfaces kaufen muss, wurden schon bald Stimmen für eine Standardisierung bei der Anpassung programmierbarer Hörgeräte laut; sowohl für die Hardware (Interface) als auch für die Software.

HIMSA/NOAH/HI-PRO

HIMSA

HIMSA (Hearing Instrument Manufacturer Software Association) ist eine Entwicklungsgesellschaft, welche von den Hörgerätefirmen Danavox, Oticon, Phonak und Widex 1993 in Dänemark gegründet wurde. Ziel der HIMSA war es, einen Software-Standard für die Hörgeräteanpassung (speziell für programmierbare Hörgeräte) zu entwickeln. Diese Software wurde Ende 1993 unter dem Namen NOAH vorgestellt.

NOAH

NOAH ist die Software-Plattform (unter Windows) für die Anpassung programmierbarer Hörgeräte. Sie bietet dem Akustiker zum ersten Mal die Möglichkeit, am PC mit einer leicht bedienbaren Programmoberfläche, sein gesamtes Arbeitsfeld zu steuern und zu verwalten. NOAH ermöglicht optimale Hörgeräteanpassung und -programmierung sowie effizientes Verwalten der Kundendaten, der Audiometriedaten sowie aller administrativer Abläufe.

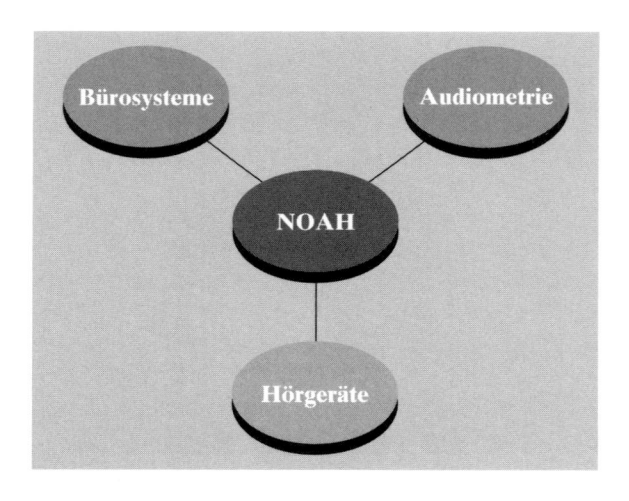

Bild 9.4: Arbeitsbereiche des Akustikers mit NOAH

Der Industriestandard NOAH erlaubt jedem Hersteller von Hörgeräten, Audiometern, Bürosystemen usw., eigene Module (Softwarepakete) zu entwickeln, welche NOAH dann miteinander verknüpft. Diese verschiedenen Module lassen sich dann von der NOAH-Plattform aus starten. Für die Anpassung stehen dem Akustiker sogenannte Anpassmodule zur Verfügung. Diese werden als gesonderte Software von den Hörgeräteherstellern zur Verfügung gestellt und sind speziell auf die Möglichkeiten ihrer Produkte zugeschnitten. Durch die direkte Verbindung von NOAH zu einem Audiometer, können die angepassten Daten direkt „in situ" überprüft werden. Folgende Hersteller haben sich bereits auf den NOAH-Standard eingestellt (Stand: 1. Februar 1995):

Hörgeräte

A&M, Ascom, Audio Service, Bernafon, GN Danavox, Oticon, Phonak, ReSound, Rexton, Rion, Siemens Audiologische Technik, Starkey, Unitron Industries, Viennatone, Widex, 3M.

Audiologische Messgeräte

Acousticon Hörsysteme, Interacoustics, Madsen Electronics, Rexton Danplex.

Bürosysteme

Andis Informatik, Andit Data, IPRO, Pro-Hear.

NOAH bedingt folgende Hard- und Software:
- IBM kompatiblen PC (mindestens 386-Prozessor, 4 MB RAM, 120 MB Festplatte, VGA-Farbmonitor
- Windows 3.1 (Software)
- Grafikfähiger Drucker
- Interface (Schnittstelle zwischen PC und Hörgerät).

HI-PRO

Mit NOAH wurde ein Standard entwickelt, welcher dem Akustiker erlaubt, alle programmierbaren Hörgeräte der verschiedenen Hersteller anzupassen. Dazu benötigt man zwischen PC und Hörgerät eine sogenannte Interfacebox, welche die Daten so aufbereitet, dass PC und Hörgerät miteinander kommunizieren können. Da diese Daten für verschiedene Hörgerätesysteme anders sind, würde der Akustiker für jeden Hörgerätehersteller eine spezielle Interfacebox benötigen. Um dies zu verhindern, wurde HI-PRO entwickelt. HI-PRO ist ein Interface, welches eigens von der Firma Madsen für die Standardisierung um NOAH entwickelt wurde, unter Einbezug der Anforderungen aller Hörgerätehersteller.

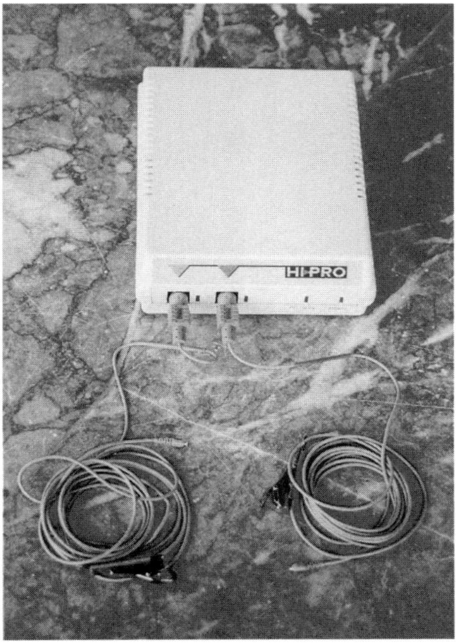

Bild 9.5: Programmierinterface HI-PRO

9.3 Vor- und Nachteile programmierbarer Hörgeräte

Die grossen Möglichkeiten der programmierbaren Hörgeräte durch Verwendung neuer Technologien, zeigten sich zu Beginn eher als Nachteil. Es mussten neue Wege bei den Hörgeräteherstellern, aber auch bei den Hörgeräteanpassern gesucht werden. Die Hersteller hatten mit den bei neuen Produkten üblichen Kinderkrankheiten zu kämpfen, die Akustiker mussten ihre über viele Jahre bewährte Anpassmethodik verlassen. Seit der Markteinführung des ersten programmierbaren Hörgerätes sind nur wenige Jahre vergangen und doch bereits werden die Vorteile der neuen Technologie deutlich sichtbar.

1) Vorteile für den Schwerhörigen

Vor allem für den Schwerhörigen bieten die neuen digital programmierbaren Hörgeräte viele Vorteile.

a) Gerätekomplexität

+ Die digital programmierbaren Hörgeräte verfügen über eine viel komplexere Elektronik. Dies bedeutet, dass die Übersteuerung der Geräte besser unter Kontrolle ist und so weniger Verzerrungsprodukte entstehen.
+ Die Filter haben bessere Einstellmöglichkeiten und somit ist eine genauere Anpassung an den Hörverlust möglich.
+ Es sind verschiedene Schalldruckbegrenzungssysteme in einem Gerät möglich, so dass der Benutzer das für ihn am besten geeignete auswählen kann.

b) Fernsteuerung

+ Mit der Fernsteuerung ist eine einfachere Bedienung des Hörgerätes möglich.
+ Erst durch die Fernsteuerung sind verschiedene Funktionen für den Benutzer möglich (z.B. verschiedene Hörprogramme).
+ Taktile Probleme älterer Benutzer (Fingerfertigkeit) werden umgangen.

c) Benutzerprogramme

+ Ein Gerät verfügt über mehr als nur eine Einstellung (= audiologisches Grundprogramm). Zwischen den verschiedenen Programmen kann der Benutzer, das für eine bestimmte Situation am besten geeignete Programm auswählen (z.B. Lärm, Musik, Party usw.).

d) Service
+ Durch vermehrten Einsatz elektronischer Komponenten anstelle von mechanischen Verschleissteilen (z.B. Trimmer), wird die Reperaturanfälligkeit geringer.

2) Vorteile für den Akustiker

a) Anpassung
+ Einfachere Programmierung (keine kleinen Trimmer müssen bedient werden).
+ „Compare Mode"; es können Geräteeinstellungen verglichen werden, welche sich mehr als nur durch eine Trimmerstellung unterscheiden.
+ Es können zwei Geräte gleichzeitig verändert werden.

b) Computer
+ Voreinstellung unter Einbezug verschiedener akustischer Parameter (Zusatzbohrung, Horn, Dämpfer usw.) kann berechnet werden.
+ Abspeicherung der Anpassdaten in der Kundendatenbank.

10 Das digitale Hörgerät

10.1 Einführung

Durch ein besseres Verständnis der verschiedenartigen Hörschädigungen, wird es in den nächsten Jahren möglich sein, Hörgeräte zu entwickeln, die noch gezielter auf die Probleme der Schwerhörigen eingehen. Da die Hörprobleme oft weit komplexer sind als nur eine Verschiebung der Hörschwelle, braucht es für die entscheidend bessere Wiederherstellung des Hörvermögens raffinierter arbeitende Hörgeräte. Die dazu notwendige Steigerung der Signalverarbeitungs-Komplexität wird mit Hilfe eines digitalen Hörgeräte-Systems erreicht. Zu einem solchen System gehört neben der Hardware vor allem auch die Software. Um die Möglichkeiten der digitalen Signalverarbeitung im Hörgerät voll ausschöpfen zu können, sind neue Diagnostik- und Anpass-Methoden erforderlich.

10.2 Was ist digitale Signalverarbeitung?

Das entscheidende Charakteristikum der digitalen Signalverarbeitung ist die Umwandlung der zeitkontinuierlichen analogen Signale in abgetastete zeitdiskrete Datenpunkte (Zahlen). In Bild 10.1 ist die Umwandlung eines analogen in ein digitales Signal dargestellt.

– Die oberste Kurve (a) stellt das zeitkontinuierliche analoge Signal dar. Auf der x-Achse ist die Zeit, auf der y-Achse die Amplitude dargestellt.
– Kurve (b) zeigt nochmals das analoge Signal, welches nach bestimmten Zeitintervallen abgetastet wird.
– Kurve (c) zeigt das typische zeitdiskrete digitale Signal. Hier werden nur noch die abgetasteten Zahlenwerte dargestellt, wodurch die typische Treppenkurve entsteht.
– (d) zeigt die (digitalen) Zahlenwerte des abgetasteten analogen Signals.

a.)

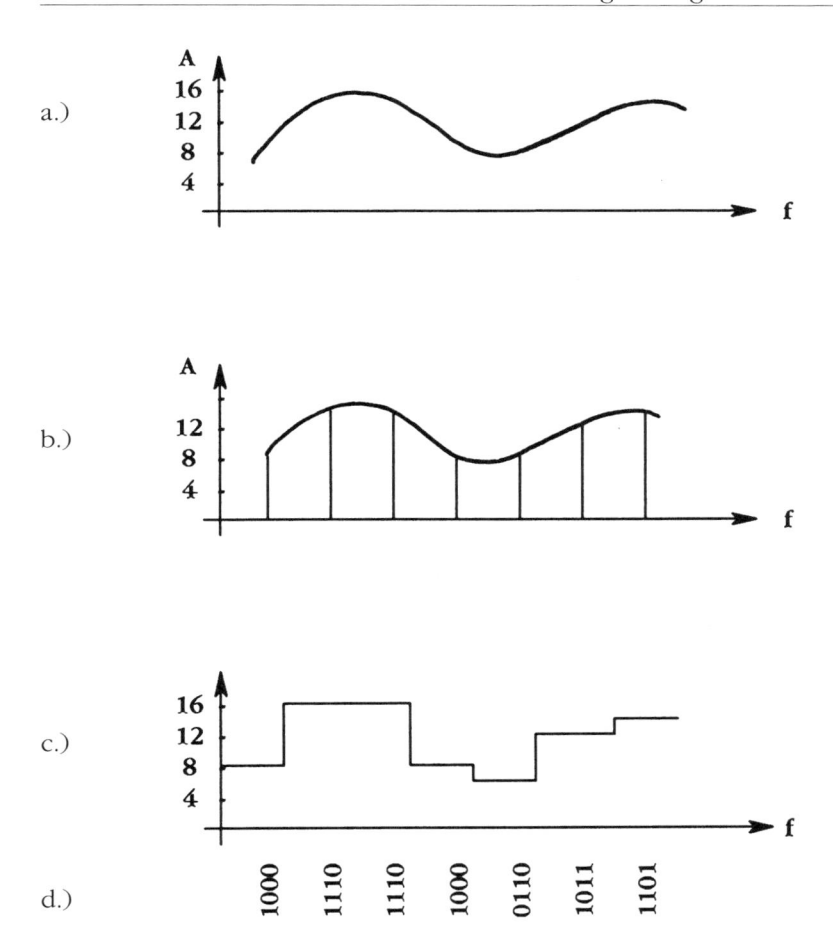

b.)

c.)

d.) 1000 1110 1110 1000 0110 1011 1101

Bild 10.1: Umwandlung eines analogen in ein digitales Signal

Die Zahlenwerte aus (d) werden dann weiterverarbeitet; in der digitalen Signalverarbeitung bedeutet dies, dass mit diesen Zahlenwerten gerechnet wird.

Bild 10.2 zeigt das Beispiel einer Umwandlung des analogen in ein digitales Signal mit zusätzlicher Signalverarbeitung. Die Zahlenwerte werden mit dem Faktor 2 multipliziert und danach wieder analog gewandelt.

136 Warum digitale Hörgeräte?

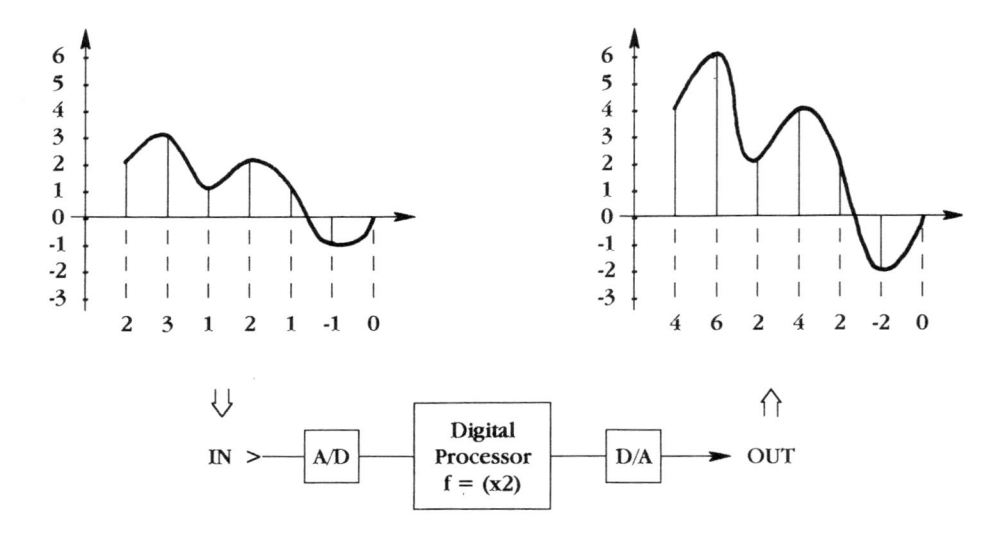

Bild 10.2: Umwandlung mit Signalverarbeitung

Das Resultat dieser Multiplikation in der digitalen Signalverarbeitung ergibt eine Verstärkung des analogen Signals. Es ist leicht ersichtlich, dass auf diese Art komplizierte (nichtlineare) Signalveränderungen durch spezielle Rechenoperationen möglich sind. Ein weiterer Vorteil ist, dass sich die Rechenoperationen (Algorithmen) während einer Signalverarbeitung ändern lassen. Dies bedeutet, dass sich die Rechenfunktionen dem Ein- oder Ausgangssignal anpassen (adaptive Signalverarbeitung). Eine adaptive Signalverarbeitung wird zum Beispiel bei der Feedbackunterdrückung eingesetzt, um auch bei veränderten Bedingungen (z.B. Hand am Hörgerät, Kauen) optimal reagieren zu können.

10.3 Warum digitale Hörgeräte?

Komplexität

Untersucht man die Entwicklung eines neuen Hörgerätes, so kann man sagen, je komplexer das Gerät, desto grösser die Vorteile einer digitalen gegenüber einer analogen Lösung. Dies bedeutet, dass die analoge Technologie Vorteile für einfachere Hörgeräte bietet (z.B. weniger Stromverbrauch). Komplexere Geräte müssen digital aufgebaut werden, da gewisse Lösungen analog gar nicht (oder nur mit riesigem Aufwand) realisierbar sind.

Technologie

Die Möglichkeiten der Analogtechnik sind praktisch ausgeschöpft. In der digitalen Technologie hingegen liegen die Potentiale der Zukunft. Als Beispiel: In den nächsten zehn Jahren werden analoge Schaltungen auf Grund möglicher Technologieverbesserungen um etwa 20 % kleiner. Der Miniaturisierungsgrad digitaler Schaltungen hingegen liegt bei 90%!

10.4 Möglichkeiten und Voraussetzungen beim digitalen Hörgerät

In erster Linie stellt sich die Frage, welche tatsächlichen Verbesserungsmöglichkeiten stecken in digitalen Hörgeräten? Gewisse Verbesserungen werden direkt implementiert, andere Lösungen benötigen weitere Voraussetzungen (Messmethoden) um einen optimalen Erfolg zu garantieren.

Direkte Verbesserungen

Die hier aufgeführten Lösungen können in einem digitalen Hörgerät implementiert werden ohne genauere Kenntnisse des Hörverlustes. Die einzelnen Funktionen sollten jedoch immer durch den Akustiker oder den Benutzer ausgeschaltet werden können.

10.4.1 Adaptive Unterdrückung der akustischen Rückkopplung

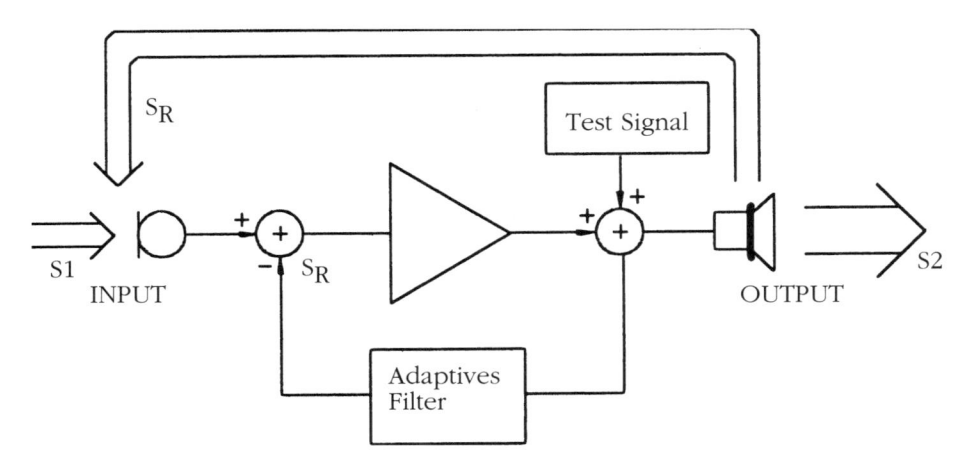

Bild 10.3: Akustische Rückkopplungsunterdrückung
Die akustische Rückkopplung limitiert die spezifischen Möglichkeiten in der Anpassung am stärksten.
- Infolge Rückkopplung wird oft die Hochtonverstärkung reduziert und damit die Sprachdiskrimination stark vermindert.
- Grössere Belüftungsbohrungen, welche einen höheren Tragekomfort bieten, können nur bei kleinen Verstärkungen angebracht werden.

Bei einer Unterdrückung der Rückkopplung wird der Rückkopplungspfad S_R mittels eines Testsignals genau analysiert. Ein digitales adaptives Filter wird so eingestellt, dass ein gegenphasiges Signal $-S_R$ die Rückkopplung auslöscht. Dadurch lässt sich die Verstärkung des Gerätes um etwa 20 dB erhöhen, bevor erneut wieder eine akustische Rückkopplung eintritt.
Auf den ersten Blick wäre eine Unterdrückung der akustischen Rückkopplung von mehr als 50 dB wünschenswert (immer offene Anpassung möglich). Die Unterdrückung besitzt jedoch eine praktische Grenze. Rückkopplung setzt ein, sobald das Signal S_R, welches vom Hörer zurückgeführt auf das Mikrophon, gleich laut wie das Eingangssignal S_I ist => $S_R = S_I$.
Wird die Rückkopplung verhindert, kann S_R um den Faktor der Unterdrückung grösser werden als S_I. Bei einer zu grossen Unterdrückung der akustischen Rückkopplung kann dies für die Umgebung (Gesprächspartner) sehr störend wirken, weil lauter Schall aus dem Ohr des Schwerhörigen tritt.

10.4.2 Die Sprachverlangsamung

Die Sprache eines Redners wird verlangsamt, ohne das Sprachspektrum (Klangbild) zu ändern, um eine bessere Sprachverständlichkeit zu erreichen. Dies ist möglich, indem die Sprache gespeichert wird. Damit die langsamere Sprache nicht zu weit dem Original hinterherläuft, werden die Sprachpausen des Redners ausgefüllt. Bei einer Sprachverlangsamung ist eine Unterstützung mittels Lippenlesen nicht möglich.

10.4.3 Der Beamformer

Mit mehreren Mikrophonen (mindestens zwei) und einem adaptiven digitalen Filter lassen sich bessere Richtmikrophone herstellen, welche eine viel schmälere, auf die Schallquelle gerichtete Aufnahmekeule aufweisen. Solche Richtmikrophone sind vor allem für eine bessere Sprachverständlichkeit im Lärm geeignet.

Indirekte Verbesserungen

Hier seien weitere, zusätzliche Verbesserungen beschrieben, welche mit einem digitalen Hörgerät möglich werden. Schwerhörige leiden neben einem Hörverlust praktisch immer auch unter einem Recruitment, einer reduzierten Lautheitssummation und einer stark erhöhten Frequenzmaskierung. Da diese Probleme nicht direkt dem Audiogramm entnommen werden können, benötigt man bessere Messmethoden bei der Diagnostik, um das digitale Hörgerät optimal anzupassen. Solche Messverfahren sind recht aufwendig und müssen mit Hilfe von Computern durchgeführt werden. Ein digitales Hörgerät ohne Anpass-Software ist nicht vorstellbar.

10.4.4 Das Recruitment

Eine gesunde Cochlea ist ein aktives System mit ca. 50 bis 60 dB Verstärkung (Regelbereich) an der Schwelle gemessen. Durch die äusseren Haarzellen wird die Verstärkung nichtlinear geregelt. Die Übertragungseigenschaften dieses Systems können mit einem Kompressor verglichen werden. Bei zunehmendem Schalldruckpegel reduziert das System (gesteuert durch die äusseren Haarzellen) die Verstärkung kontinuierlich; bei hohen Schalldruckpegeln bis gegen 0 dB.

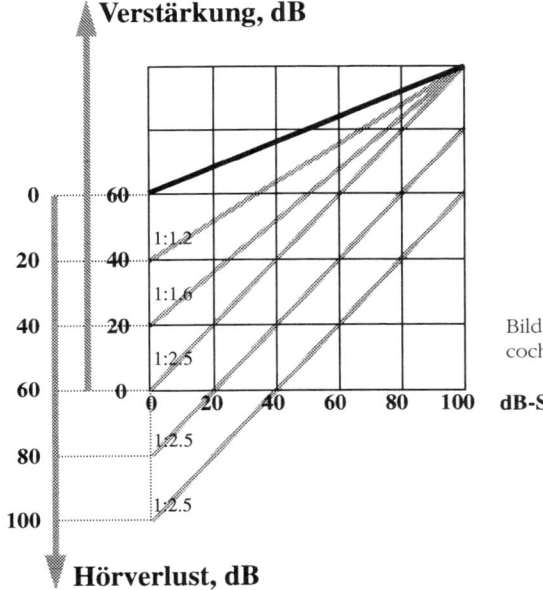

Bild 10.4: Eigenschaften des cochleären Verstärkers

140 *Die Lautheit-Summation*

Durch Schädigung der äusseren Haarzellen nimmt die cochleäre Verstärkung ab, der Regelvorgang geht mehr und mehr verloren. Die Übertragung geht von einem kompressiven in einen linearen Charakter über. Bei einem Hörverlust über 60 dB ist der cochleäre Verstärker bereits inaktiv und der Verlust der inneren Haarzellen bewirkt eine weitere lineare Verschiebung der Hörschwelle. Zur Kompensation des Verlustes der äusseren Haarzellen genügt ein max. Kompressionsfaktor von 2,5:1. Ein digitales Hörgerät ist nun in der Lage, die Signale richtig zu kompensieren. Es muss darauf geachtet werden, dass zur Kompensation des Recruitments eine Silbenkompression nötig ist; dies bedeutet, eine möglichst schnelle Regelung (Einschwingzeit < 10 ms ; Ausschwingzeit < 50 ms). Der Nachteil einer solch schnellen Regelung sind Verzerrungen bei den tiefen Frequenzen. Um diese Verzerrungen zu verhindern, muss der benötigte Frequenzbereich in verschiedene Bänder unterteilt werden. In den tieftonigen Bändern, in denen die Verzerrungen kritisch sind, wird man eine etwas langsamere Regelung und in den hohen Frequenzen eine schnellere vorsehen.

10.4.5 Die Lautheit-Summation

Die Sensorzellen (eine Reihe innere und drei Reihen äussere Haarzellen) sind entlang der Basilarmembrane angeordnet, jede Tonhöhe wird an einem ganz bestimmten Ort wahrgenommen. Aus diesem Grund hat man entlang der Cochlea 24 Filterbänder definiert, die sogenannten kritischen Bänder, mit der Bandbreite 1 Bark. Unterhalb 500 Hz sind die kritischen Bänder 100 Hz breit, oberhalb sind die Bänder etwa in Terzen unterteilt.

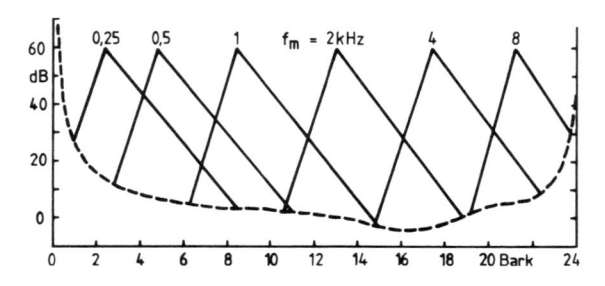

Bild 10.5: Die kritischen Bänder nach Zwicker [15]

Bild 10.5 zeigt eine vereinfachte Darstellung der Erregungsmuster in verschiedenen Bändern, adaptiert aus Zwicker (Psychoakustik 1982 [15]). Die Form der Filter

ist in erster Näherung in allen kritischen Bändern identisch.
Ein Sinuston, welcher als einfachster aller Signale nur eine einzige Spektrallinie darstellt, erzeugt auf der Basilarmembran trotzdem ein breites Erregungsmuster, welches mehrere kritische Bänder bestreicht, wie in Bild 10.5 dargestellt wird. Je mehr kritische Bänder angeregt werden, umso grösser ist die empfundene Lautheit. Vergleicht man den Sinuston mit dem extremsten Erregungsmuster, dem breitbandigen Rauschen mit demselben Pegel, welches aber alle kritischen Bänder gleichmässig anregt, so erhält man: Ein Rauschsignal von 64 dB SPL wird um 12 dB lauter empfunden, als ein Sinuston bei 1 kHz mit gleichem Pegel.

Dieser Effekt wird verständlich, wenn man sich vorstellt, dass bei breitbandiger Anregung entlang der Basilarmembran gleichzeitig viel mehr Nervenzellen aktiviert werden, welche zur Lautheit beitragen. Spektrale Komponenten eines Klanges, welche innerhalb eines kritischen Bandes liegen, addieren sich physikalisch gemäss ihrer Pegel; Komponenten welche in ein anderes kritisches Band fallen, erfahren eine grössere Bewertung, was in der Psychoakustik mit Lautheit-Summation umschrieben wird. Diese Lautheit-Summation nimmt aber meistens mit dem Grade der Schwerhörigkeit ab und verschwindet sogar bei gewissen Patienten ganz, denn die kritischen Bänder verbreitern sich, sodass am Ende weniger aktiv sind, als bei Normalhörenden. Um die Lautheit-Summation zu korrigieren, muss sie bereits bei der Diagnostik gemessen werden.

Heute wird die frequenzabhängige Verstärkung aufgrund der Hörschwelle oder mit Lautheit-Skalierung ermittelt. Beides sind aber Methoden, welche auf schmalbandige Stimuli basieren und deshalb keine Lautheit-Summation berücksichtigen. Breitbandige Signale werden in der Praxis damit zu laut oder schmalbandige zu leise. Dasselbe Problem stellt sich auch beim max. Ausgangsschalldruck. Die max. Ausgangsschalldruck-Begrenzung muss vom Signalspektrum und der Lautheit-Summation abhängig gemacht werden, damit nicht unnötigerweise wertvolle Hörgeräte-Dynamik einem Anpass-Kompromis zum Opfer fällt.

Das digitale Hörgerät ist in der Lage, das Signalspektrum zu messen und dadurch die frequenzabhängige Verstärkung und die max. Ausgangsschalldruck-Begrenzung ständig auf Grund der totalen Lautheit zu adaptieren.

10.4.6 Die Maskierung

In Bild 10.6 sind die Verdeckungskurven (Maskierkurven) eines Schmalbandrauschens mit der Mittenfrequenz von 1 kHz bei verschiedenen Pegeln aufgetragen. Befindet sich ein beliebiger Sinuston unterhalb einer solchen Maskierkurve, so wird dieser vom Schmalbandrauschen verdeckt (maskiert), also nicht gehört. Man spricht in diesem Zusammenhang auch von Vor- und

142 Die Maskierung

Nachverdeckung. Vorverdeckung bedeutet, dass ein Ton unterhalb der Mittenfrequenz des Rauschens verdeckt wird. Auf Grund der viel grösseren Nachverdeckung (Kurven verlaufen viel flacher) bewirkt ein Tieftonrauschen eine viel grössere Beeinträchtigung der Sprachverständlichkeit, als ein Hochtonrauschen.

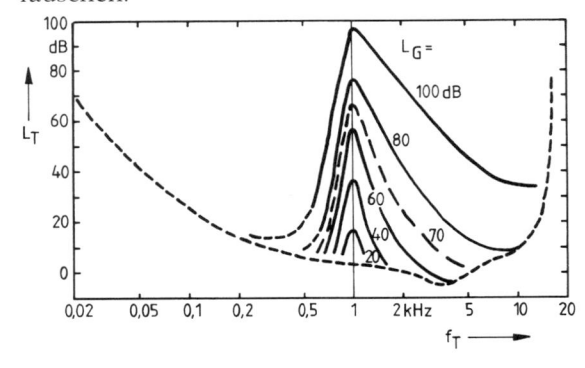

Bild 10.6: Maskierkurven eines Normalhörenden

Die Maskierkurven sind pegelabhängig, sie werden mit zunehmendem Pegel auf der Hochtonflanke immer flacher, denn der nichtlineare Regelmechanismus auf der Cochlea (durch die äusseren Haarzellen) ist nur bei tiefen Pegeln aktiv und bei hohen Pegeln gesättigt. Die Maskierkurven verlaufen über alle kritischen Bänder praktisch gleichförmig. Bei Schwerhörigkeit verbreitern sich die kritischen Bänder, die Maskierkurven werden schon bei viel kleineren Pegeln als beim Normalhörenden flacher, insbesondere auf der Hochtonflanke.

Welches sind nun die Möglichkeiten der Entmaskierung durch ein Hörgerät? Infolge breiterer Maskierkurven kann ein Schwerhöriger gewisse spektrale Anteile nicht mehr wahrnehmen, insbesondere maskieren leistungsstarke, tieftonige Störsignale die wichtigen Hochtonanteile der Sprache. Heutige Hörgeräte enthalten meistens keine Mechanismen zur Entmaskierung. Adaptive Filter im Tieftonbereich oder zweikanalige AGC-Systeme können teilweise bei dominant tieftonigen Störspektren nützliche Hilfe bringen. Die Formeln zur Berechnung der Zielverstärkung hingegen berücksichtigen die Maskierung, indem sie speziell steile Tieftonflanken vorsehen. Die Verstärkungskurven verlaufen denn auch deutlich steiler, als eine Kompensation der Isophonen vorsehen würde. Die Patienten beurteilen die Versorgung oft entsprechend negativ, weil die Hörgeräte zu grell tönen. Bei einem digitalen Hörgerät entmaskiert ein adaptives Filter die Spektren gemäss einem Modell für Normalhörende, indem maskierte Anteile so gut wie möglich angehoben werden, die veränderte Lautheit aber gleichzeitig korrigiert wird. Falls die Maskierkurven aber praktisch flach verlaufen, hilft auch eine solche Methode nicht.

Sachwortverzeichnis

A

AGC-Schaltungen 104 ff
AGCi 105
AGCo 107
Akustische Modifikationen
    Mikrophon 86
    Hörgerätehörer 87
    Winkelstück 89 ff
    Otoplastik 92 ff
Akustische Verstärkung 35
Arbeitsstrom 38, 80, 82, 85
ASA-Norm (1987) 58 ff
Audio-Eingang 110
Aufbau eines Hörgerätes 7
Ausgangsschalldruckpegel 35, 36, 58
Ausschwingzeit 46 f

B

B&K Ear-Simulator 28 ff
Batterie 117 ff
Beamformer 138
Bedienungselemente 7
Begrenzung 101 ff
Belüftung 93 ff
Betriebsstromstärke 38
BICROS 112
Brillenadapter 13

C

Cochlea 139
CROS 12, 111
Custom-made-Geräte 16

D

Dämpfungselemente 87
Digital programmierbare Hörgeräte 125 ff
Digitale Hörgeräte 134 ff
Digitale Signalverarbeitung 134 f
Diodenkompression 103
Direktional-Mikrophon 50 ff, 70 ff
Druckempfänger 68 ff
Druckgradientenempfänger 70 ff
Dynamikkompression 104 ff, 139

E

Eigenrauschen 42 f
Einschwingzeit 46 f
Einsteckhörer 10, 30
Elektretmikrophon 66
Elektronenröhren 5
Endstufe 79 ff
Etymotischer Frequenzgang 89

F

Feldeffekttransistor 63
Fernsteuerung 115
Filterfunktionen
    akustisch 87 ff
    elektrisch 99 ff
FM-System 113
Freifeldmessung 21

G

Geschichtlicher Überblick 1

H

Handmikrophon 113
HdO-Gerät (**H**inter **d**em **O**hr Gerät) 13 ff
HF-Average 59
HI-PRO 131
HIMSA 129
Hochpass Filter 99
Hochton-Winkelstück 90
Hörbrille 11 ff
Hörgerätehörer 76 ff
Hörgerätefehlersuche 122 ff
Hörgerätefunktionen 99 ff
Hörgerätemessungen 21 ff
Hörgerätetypen 10
Hörgeräteverteilung
    Deutschland 19
    Schweiz 19
    USA 20
Hörgerätewandler 63 ff
Hörgerätezubehör 109 ff
Horn 95
Hörrohr 2 f

I

IdO-Gerät (**I**n **d**em **O**hr Gerät) 16 ff
IEC-Norm (1983) 33 ff
Impedanzwandler 61, 63
In-Situ-Messung 55
Insertion Gain 55

K

Kalibrierung 31
Kapazität 120, 121
KEMAR 55 ff
Keramikmikrophon 65
Kerbfilter-Winkelstück 91
Klass-A-Hörer 78 ff
Klass-B-Hörer 80
Klass-D-Hörer 83 ff
Klirrfaktor 39 ff
Komparationsmethode 22
Kompression 104
Kritische Bänder 140
Kuppler 24 ff

L

Lautheit-Summation 140
Lautsprecherfrequenzgang 22

M

Maskierung 141
Max. Ausgangsschalldruckpegel 35 ff, 58
Max. Verstärkungskurve 36
Messbox 21, 33 ff
Messung eines Polardiagrammes 56 ff
Messung mit AGC-Schaltungen 45
Mikrophon 50 ff, 63 ff
    Elektret 66
    Elektromagnetisch 64, 66
    Keramik 65
    Vibrationsempfindlichkeit 67
Mikrophonschlauch 86
Modulare Geräte 16

N

Nichtlineare Verzerrungen 39
NOAH 129
Normale akustische Wiedergabekurve 37
Normen 21 ff, 58 ff

O

Ohrresonanz 54
Ohrsimulator 24 ff
Omnidirektional-Mikrophon 68 ff
OSPL 90 35, 36
Otoplastik 92 ff

P

PC 128
Peak-Clipper 101 ff
Pistonphon 31
PMC 127
Polardiagramm 56 ff
Programmiergeräte 127
Programmierung 126
Push-Pull-Hörer 80 ff

Q

Quecksilber-Batterie 119

R

Recruitment 139
Resonanz 77, 88
Richtcharakteristik 69, 71, 72
Richtmikrophon 50 ff
Rückkopplung
    akustisch 96
    elektrisch 97
    magnetisch 97
    mechanisch 97
Rückkopplungsunterdrückung 137
Ruhestrom 80, 82, 85

S

Sound pressure level 75
Spezial Mikrophone 74
Sprachverlangsamung 138
SSPL 90 35, 36, 58
Statistik der Hörgerätetypen 18
Substitutionsmethode 23
Summation 140

T

Taschengerät 10 ff
Telephon-Hörgeräte 4
Telephonspule 44, 109
Telephonspulenmessung 44
Tiefpass-Filter 100
Tieftonwinkelstück 91
Transistoren 6

U

Umgebungslärm 75

V

Venting 93 ff
Verstärkungskurve 36
Verzerrungen 101, 103, 104
Vibrationsempfindlichkeit 63, 73

W

Wandler 63 ff
Winkelstück 89 ff

Z

Zink-Luft-Batterie 120
Zusatzbohrung 93 ff

Wörterbuch

DEUTSCH	ENGLISCH	FRANZÖSISCH
A		
AGC-Schaltungen	AGC circuit	Circuit de CAG
Akustische Modifikationen	Acoustic modification	Modification acoustique
Akustische Verstärkung	Acoustic gain	Gain acoustique
Anpassung	Fitting	Adaptation
Arbeitsstrom	Working current	Courant de fonctionnement
Audiometer	Audiometer	Audiomètre
Audio-Eingang	Audio input	Entrée audio
Audio-Schuh	Audio shoe	Sabot audio
Audio-Zubehör	Audio input accessories	Accessoire audio
Ausgangsschalldruckbegrenzung	Output limiting	Limitation du niveau de sortie
Ausgangsschalldruckpegel	Sound pressure level	Niveau de pression acoustique de sortie
Ausschwingzeit	Release time	Temps de retour
B		
Basilarmembrane	Basilar membrane	Membrane basilaire
Batterie	Battery	Pile
Bedienungselemente	User controls	Commande
Begrenzer	Limiter	Limitation
Belüftung	Venting	Event
Betriebsstromstärke	Working current	Intensité de courant de fonctionnement
BiCROS	BiCROS	BiCROS
Brillenadapter	Eyeglass adapter	Adaptateur de lunettes
C		
Cochlea	Cochlea	Cochlée
CROS	CROS	CROS
Custom Made Gerät	Custom made hearing instrument	Appareil sur mesure

D

Dämpfungselemente	Acoustic filter	Filtre acoustique
Digital programmierbares Hörgerät	Digitally programmable hearing instrument	Aide auditive à programmation numérique
Digitales Hörgerät	Fully digital hearing instrument	Aide auditive numérique
Digitale Signalverarbeitung	Digital signal processing	Traitement numérique du signal
Diodenkompression	Diode compression	Compression à diodes
Direktional-Mikrophon	Directional microphone	Microphone directionnel
Druckempfänger	Pressure microphone	Capteur de pression
Dynamikkompression	Dynamic compression	Compression dynamique

E

Ear-Simulator	Ear simulator	Simulateur d'oreille
Eigenrauschen	Internal noise	Bruit de fond
Einschwingzeit	Attack time	Temps d'attaque
Einsteckhörer	Button receiver	Ecouteur enfichable
Elektret	Electret	Electret
Elektretmikrophon	Electret microphone	Microphone à électret
Elektromagnetisch	Electromagnetic	Electromagnétique
Elektronenröhren	Vacuum tube	Tube électronique
Endstufe	End amplifier	Etage de sortie
Etymotischer Frequenzgang	Etymotic frequency response	Courbe de réponse étymotique

F

Feldeffekttransistor	Field effect transistor	Transistor à effet de champ
Fernsteuerung	Remote control	Télécommande
Filterfunktionen	Filter function	Fonctions de filtrage
FM-System	FM system	Système FM
Freifeldmessung	Free field measurement	Mesure en champ libre
Frequenzgang	Frequency response	Réponse en fréquence

G

Gehörgang	Ear canal, External auditory meatus	Conduit auditif

H

Handmikrophon	Hand held microphone	Microphone à main
Haarzelle	Hair cell	Cellules ciliées
HdO-Gerät (Hinter dem Ohr Gerät)	BTE (Behind The Ear instrument)	Contour d'oreille
HF-Mittelwert	HF-Average	Moyenne HF
Hochpass-Filter	Highpass filter	Filtre passe-haut
Hochton-Winkelstück	Highpass tone hook	Coude passe-haut
Hörbrille	Eyeglass hearing instrument	Lunette auditive
Hörgeräteakustiker	Hearing healthcare professional	Audioprothésiste
Hörgerätehörer	Hearing instrument receiver	Ecouteur d'aide auditive
Hörgerätemessungen	Hearing instrument measurement	Mesure des aides auditives
Hörgerätetypen	Hering instrument types	Modèles d'aides auditives
Hörgerätewandler	Hearing instrument receiver	Transducteur d'aide auditive
Hörgerätezubehör	Hearing instrument accessoires	Accessoire d'aide auditive
Horn	Horn	Cor
Hörrohr	Ear trumpet	Cornet acoustique
Hörschwelle	Hearing threshhold	Seuil auditif
Hörverlust	Hearing loss	Perte auditive

I

IdO-Gerät (In dem Ohr Gerät)	ITE (In The Ear instrument)	Intra-auriculaire
Induktiv	Inductive	Inductif
Infrarot	Infrared	Infrarouge
In-Situ-Messung	IN-situ measurement	Mesure in situ
Insertion Gain	Insertion gain	Gain d'insertion

K

Kalibrierung	Calibration	Calibration
Kapazität	Capacity	Capacité
Keramik	Ceramic	Céramique
Keramikmikrophon	Ceramic microphone	Microphone céramique
Kerbfilter-Winkelstück	Notch filter tone hook	Coude coupe bande
Klangblende	Tone control	Réglage de tonalité
Klass-A-Hörer	Class A receiver	Ecouteur classe A
Klass-B-Hörer	Class B receiver	Ecouteur classe B
Klass-D-Hörer	Class C receiver	Ecouteur classe D
Klirrfaktor	Distortion	Taux de distorsion
Knochenleitung	Bone conduction	Conduction osseuse
Komparationsmethode	Method of comparison	Méthode de comparaison
Kompression	Compression	Compression
Konsonant	Consonant	Consonne
Kopfhörer	Headphone	Casque écouteur
Kritische Bänder	Critical bands	Bande critique
Kuppler	Couppler	Coupleur

L

Lautstärkesteller	Volume control	Potentiomètre de gain
Lautheit-Summation	Loudness summation	Sommation d'intensité
Lautsprecher-Frequenzgang	Loudspeaker frequency response	Courbe de réponse du haut-parleur

M

Maskierung	Masking	Masquage
Max. Ausgangs-schalldruckpegel	Saturated sound pressure level	Pression acoustique max. de sortie
Max. Verstärkungskurve	Full on gain	Courbe de gain maximal
Messbox	Measuring box	Caisson de mesure
Messung	Measurement	Mesure
Mikrophon	Microphone	Microphone
Mikrophonschlauch	Microphone tubing	Tube de microphone
Modulare Geräte	Modular hearing instruments	Appareils modulaire

N

Nichtlineare Verzerrungen	Non-linear distortion	Distorsion non linéaire
Normale akust. Widergabekurve	Reverence test gain	Courbe de reproduction acoustique normale
Normen	Norm	Norme

O

Ohr	Ear	Oreille
Ohrkanal	Ear canal	Canal auditif
Ohrresonanz	Ear resonance	Résonance de l'oreille
Ohrsimulator	Ear simulator	Simulateur d'oreille
Omnidirektional-Mikrophon	Omnidirectional microphone	Microphone omnidirectionnel
OSPL 90	OSPL 90 (Output sound pressure level 90)	OSPL 90 (Pression acoustique de sortie pour 90 dB d'entrée)
Otoplastik	Earmold	Embout

P

PC	PC (Personal computer)	PC (Personal Computer)
Peak-Clipper	Peak clipper	Peak-clipping
Pistonphon	Pistonphon	Pistonphone
Polardiagramm	Polar response	Diagramme polaire
Programmiergeräte	Programming equipment	Aide auditive programmable
Programmierung	Programming	Programmation

Q

Quecksilber-Batterie	Mercury battery	Pile au mercure

R

Rauschen	Noise	Bruit
Recruitment	Recruitment	Recrutement
Resonanz	Resonance	Résonance
Richtcharakteristik	Directional characteristic	Caractéristique directionnelle

Richtmikrophon	Directional microphone	Microphone directionnel
Rückkopplung	Feedback	Contre-réaction
Rückkopplungs-unterdrückung	Feedback suppression	Réduction de la contre réaction
Ruhestrom	Quiescent current	Courant de repos

S

Schallfeld	Sound field	Champ acoustique
Schalltoter Raum	Anechoic chamber	Chambre sourde
Schallwelle	Sound wave	Onde acoustique
Schalter	Switch	Commutateur
Schwellenpegel	Threshhold	Seuil
Schwerhörigkeit -leichtgradig -mittelgradig -hochgradig	Hearing loss -mild -moderate -severe, profound	Perte auditive -légère -moyenne -sévère
Schaltung	Circuit	Circuit
Signal-Rausch-Abstand	Signal to noise ratio	Rapport signal au bruit
Silbe	Syllable	Syllabe
Sinuston	Sinusoidal tone, pure tone	Son sinusoïdal, son pur
Sprache	Speech	Parole
Störschall	Background noise	Source perturbante
Substitutionsmethode	Method of substitution	Méthode de substitution
Summation	Summation	Sommation

T

Taschengerät	Body hearing instrument	Appareil boîtier
Telephonie Hörgeräte	Carbon hearing instruments	Aide auditive type téléphonique
Telephonspule	Telephone coil, Induction coil	Capteur téléphonique
Telephonspulenmessung	Telephone coil, measurement	Mesure de capteur téléphonique
Tiefpass-Filter	Lowpass filter	filtre passe-bas
Tieftonwinkelstück	Lowpass tone hook	Coude passe-bas

Transistor	Transistor	Transistor
Trommelfell	Tymphanic membrane (Ear drum)	Tympan

U

Ultraschall	Ultrasonic	Ultra-son
Umgebungslärm	Environmental noise	Bruit ambiant
Unbehaglichkeitsschwelle	Uncomfortable loudness level	Seuil de douleur

V

Venting	Venting	Event
Verstärkung	Gain	Gain-Amplification
Verstärkungskurve	Gain curve	Courbe de réponse de gain
Verzerrungen	Distortions	Distorsions
Vibrationsempfindlichkeit	Vibration sensitivity	Sensibilité aux vibrations
Vokal	Vowel	Vocal

W

Wandler	Transducer	Transducteur
Winkelstück	Tone hook	Coude

Z

Zink-Luft-Batterie	Zink air battery	Pile zinc-air
Zusatzbohrung	Venting	Event

Literaturverzeichnis

[1] ANSI S3.22-1987: Specification of Hearing Aid Charakteristics, Standards Secretariat Acoustical Society of America New York 1987

[2] Berger, K.W.: The Hearing Aid, National Hearing Aid Society, 1984

[3] B & K: Handbuch, Ohrsimulator Typ 4157, April 1981

[4] Courtois J., Johansen P., Larsen B., Christensen P. and Beilin J.: "Open Molds". In Hearing Aid Fitting, theoretical and practical views, Jensen J.H. (ed), 13th Danavox Symposium, 1988.

[5] Ditthardt A.: Detailed Application Notes For The Knowles EP Integrated Receiver. Knowles Elektronics, Inc., Maplewood Drive Italsca, Illinois, January 1990

[6] Güttner, W.: Hörgerätetechnik, Thieme Verlag, Stuttgart 1978

[7] IEC Publication 118-0: Hearing Aids. Measurement of elektroacoustial characteristics, Genève 1983

[8] IEC Publication 118-1: Hearing Aids, Hearing aids with induction pick-up coil input, Genève 1983

[9] Killion M. C. and Carlson E. V.: A Wideband Miniature Microphone. Paper presented at the 37th Audio Engeneering Society Convention, October 1969, New York

[10] Killion M. C. and Carlson E. V.: A Subminiature Elektret-Condenser Microphone of New Design. Paper presented at the 46th Audio Engeneering Society Convention, September 1973, New York

[11] Knowles Electronics: Directional Hearing Aid Microphone-Application Note, Technical Bulletin TB 21.

[12] Knowles Electronics: Datasheet Miniature Microphones and Miniature Receivers

[13] Madaffari P.: Directional Matrix Technical Bulletin. Project 10554, Indrustrial Research Products, Inc. A Knowles Company Report 1983

[14] Veit I.: Technische Akustik, 2. Auflage. Vogel Verlag, Würzburg 1978

[15] Zwicker, E.: Psychoakustik. Springer, Berlin-Heidelberg-New York 1982

Notizen